Mohd Nizam Haron

EFEKT PODAWANIA EGZOGENNEJ LEPTYNY

Mohd Nizam Haron

EFEKT PODAWANIA EGZOGENNEJ LEPTYNY

NA CZYNNOŚĆ JĄDER U DOROSŁYCH SAMCÓW SZCZURÓW SPRAGUE DAWLEY

ScienciaScripts

Cover image: www.ingimage.com

This book is a translation from the original published under ISBN 978-3-8383-4603-8.

Publisher:
Sciencia Scripts
is a trademark of
Dodo Books Indian Ocean Ltd. and OmniScriptum S.R.L Publishing group
Str. Armeneasca 28/1, office 1, Chisinau-2012, Republic of Moldova, Europe
Printed at: see last page
ISBN: 978-620-3-31657-5

PODZIĘKOWANIA

"W imię Allaha, Najmiłosierniejszego i Najbardziej Współczującego"

Chciałbym wyrazić moją najgłębszą wdzięczność moim promotorom, profesorowi dr Harbindar Jeet Singh i profesorowi nadzwyczajnemu dr Hasnan Jaafar za ich oddany nadzór podczas studiów i ich wnikliwą krytykę podczas pisania mojej pracy dyplomowej. Jestem również wdzięczny mojemu byłemu przełożonemu, profesorowi nadzwyczajnemu dr Urbanowi J.A. D'Souza, który był odpowiedzialny za nauczanie mnie technik i zawsze był tam, aby mnie poprowadzić podczas początkowej części mojego badania.

Chciałbym podziękować Dr. Che Badariah Abdul Aziz, kierownikowi Katedry Fizjologii i wszystkim wykładowcom z tego wydziału za ich wsparcie i wskazówki. Szczególne podziękowania kieruję do wszystkich pracowników laboratorium fizjologii za ich życzliwą pomoc. Dziękuję wszystkim pracownikom Laboratorium Patologii i Oddziału Zwierzętarni za pomoc i umożliwienie mi korzystania z wyposażenia.

Szczególne podziękowania kieruję do moich najdroższych przyjaciół, za ich zachętę podczas studiów i konstruktywną krytykę podczas pisania pracy dyplomowej. Wszystkim moim przyjaciołom z wydziału dziękuję za ich pomoc i wsparcie.

Wreszcie moim rodzicom, mojej siostrze i moim braciom, od których nigdy nie będę niezależny, dziękuję za to, że mnie znosicie i sprawiacie, że to wszystko ma jeszcze większe znaczenie.

Chciałabym podziękować Universiti Sains Malaysia za wsparcie finansowe tego badania (USM Short-term Grant 304/PPSP/6131254).

SPIS TREŚCI

LISTA PUBLIKACJI I SEMINARIÓW

Publikacja

Haron, M. N., D'Souza, U. J. A., Hasnan, J. & Singh, H. J. (2004). Effect of chronic administration of leptin on testicular function in rats. *Malaysian Journal of Medical Sciences,* **11**(2), 150-151.

Haron, M. N., D'Souza, U. J. A., Hasnan, J., Zakaria, R. & Singh, H. J. (2007). Effect of exogenous leptin administration on pituitary-gonadal axis, sperm count and sperm morphology in pre-pubertal rats. *Malaysian Journal of Medical Sciences,* **14** Supp. 1, 116.

Haron, M. N., D'Souza, U. J. A., Hasnan, J., Zakaria, R. & Singh, H. J. (2010). Exogenous leptin administration decreases sperm count and increases the fraction of abnormal sperm in adult rats. *Fertil Steril,* **93**, 322-4.

Prezentacja plakatu

Haron, M. N., D'Souza, U. J. A., Hasnan, J. & Singh, H. J. Effect of chronic administration leptin on testicular function in rats. 9th National Conference on Medical Sciences. Szkoła Nauk Medycznych, Kampus Zdrowia, USM.

Prezentacja ustna

Haron, M. N., D'Souza, U. J. A., Hasnan, J. & Singh, H. J. Effect of leptin on sperm count and morphology in Sprague-dawley rats. 21st Scientific Meeting of The Malaysian Society of Pharmacology and Physiology. Health Campus, USM.

Haron, M. N., D'Souza, U. J. A., Hasnan, J., Zakaria, R. & Singh, H. J. Effect of exogenous leptin on sperm count in pre-pubertal male rats. 1st USM-Penang International Postgraduate Convention: 1 Konferencja Zdrowia i Nauk Medycznych. USM.

Haron, M. N., D'Souza, U. J. A., Hasnan, J., Zakaria, R. & Singh, H. J. Effect of exogenous leptin administration on pituitary-gonadal axis, sperm count and sperm morphology in pre-pubertal rats. Międzynarodowy Kongres Medycyny i Zdrowia 2007. Kampus Zdrowia, USM.

Haron, M. N., D'Souza, U. J. A., Hasnan, J. & Singh, H. J. Effect of exogenous leptin administration on pituitary-gonadal axis and testicular histology in adult male rats. 2nd USM-Penang International Postgraduate Convention: 2nd Health and Medical Sciences Conference. USM.

ROZDZIAŁ PIERWSZYWPROWADZENIE

1.1 Odkrycie leptyny

Masa ciała u dzikich zwierząt pozostaje nadzwyczajnie stała przez znaczny okres czasu, nawet w przypadku obfitości pożywienia. To doprowadziło wielu do przekonania, że normalnie istnieje mechanizm, który reguluje spożycie pokarmu, wydatek energetyczny, a tym samym masę ciała. Adipostatic model regulacji masy ciała został zaproponowany w celu wyjaśnienia tej regulacji, gdzie rola dla tłuszczu depot w podwzgórzu kontroli spożycia żywności była hipoteza (Kennedy, 1953).

Kilka lat wcześniej odkryto jednak szczep recesywnie zmutowanych myszy *(ob/ob)* z hiperfagią i otyłością o wczesnym początku (Ingalls *et al.*, 1950). Eksperymenty parabiotyczne pomiędzy tymi zmutowanymi myszami a normalnymi myszami typu dzikiego spowodowały tłumienie przyjmowania pokarmu i utratę wagi u zmutowanych myszy, wskazując na obecność czynnika humoralnego, który regulował apetyt i masę ciała u normalnych myszy (Hausberger, 1959, Coleman & Hummel, 1969). Mniej więcej w tym samym czasie zaobserwowano również, że eksperymentalne zmiany w podwzgórzu brzuszno-przyśrodkowym (VMH) spowodowały otyłość u szczurów. Co więcej, parabioza pomiędzy szczurami otyłymi w wyniku eksperymentalnych zmian w VMH a szczurami normalnymi prowadziła do śmierci głodowej szczurów normalnych (Hervey, 1958). Łącznie, wszystkie te obserwacje sugerują możliwą interakcję między podwzgórza i hipotezą czynnika humoralnego, który może mieć swoje pochodzenie w tkance tłuszczowej.

Jakiś czas po odkryciu myszy *ob/ob*, odkryto inną grupę otyłych myszy, u których otyłość była ponownie dziedziczona recesywnie *(db/db)*, ale myszy z tej grupy były również cukrzykami (Coleman & Hummel, 1969). Parabioza pomiędzy tymi otyłymi myszami a normalnymi myszami, tym razem, doprowadziła do śmierci normalnych myszy przez głodzenie, sugerując obecność w dużych stężeniach czynnika humoralnego, który poważnie tłumił apetyt u normalnych myszy (Tartaglia i *in.*, 1995). Fakt, że nie miał on wpływu na myszy *db/db* sugerował możliwą niewrażliwość na hipotetyczny krążący czynnik sytości u myszy *db/db*.

Podczas gdy mechanizm, w którym niedobór lub niewrażliwość tego krążącego czynnika sytości powoduje otyłość może być bardziej poprzez hiperfagię, istnieją jednak również dowody sugerujące, że regulacja masy ciała lub jej redukcja przez ten proponowany czynnik obejmuje więcej niż tylko regulację spożycia pokarmu. Myszy z wyizolowanym VMH i myszy *ob/ob* zostały znalezione, aby nadal rozwijać otyłość, nawet gdy spożycie żywności było dopasowane do chudego normalnej kontroli (Coleman, 1978, Bray & York, 1979). To skłoniło niektórych do wysunięcia hipotezy, że czynnik sytości może również wpływać, między innymi, na wydatek energetyczny u tych zwierząt. W tym względzie wykazano, że aktywność współczulna do brązowej tkanki tłuszczowej jest niższa zarówno u myszy z usuniętym VMH, jak i u myszy *ob/ob* (Bray, 1991). Wydaje się zatem, że długoterminowa regulacja masy ciała przez proponowany krążący czynnik sytości obejmuje zarówno regulację apetytu, tj. przyjmowanie pokarmu, jak i wydatkowanie energii.

Dopiero ponad 40 lat po pierwszym podejrzeniu jego obecności udało się ostatecznie wykryć i scharakteryzować krążący czynnik sytości. Przy użyciu sztucznego chromosomu drożdży Friedmanowi i jego współpracownikom (1991) udało się sklonować gen *ob,* a hipoteza, że krążący czynnik sytości jest produktem tego genu, została następnie potwierdzona poprzez klonowanie pozycyjne (Zhang i *in.,* 1994). Produkt tego genu został nazwany leptyną od greckiego słowa *"Leptos"* oznaczającego cienki. Myszy *ob/ob* nie wytwarzają tego białka, natomiast myszy *db/db* są oporne na jego działanie z powodu nieprawidłowości w receptorze leptyny (Zhang i *in.,* 1994).

U ludzi gen *ob,* który obecnie bywa również określany jako gen *LEP,* zlokalizowany jest na chromosomie 7 (pozycja alfa31.3). Składa się on z 18 kilobaz, na które składają się 3 eksony oddzielone 2 intronami (Isse *i in.,* 1995). Gen koduje 4,5-kilobazowy mRNA tkanki tłuszczowej z 166 aminokwasową otwartą ramką odczytu i 21 aminokwasową sekwencją sygnałową (Zhang i *in.,* 1994). U myszy jest ona zlokalizowana na chromosomie 6 i składa się z 3 eksonów i 2 intronów, które kodują 4,5-kilobazowy mRNA (Friedman i *in.,* 1991, Zhang *i in.,* 1994). Ludzki nukleotyd leptyny jest 166 aminokwasowym polipeptydem z putatywną sekwencją sygnałową, i jest w 84% i 83% identyczny z mysim i szczurzym, odpowiednio (Masuzaki i *in., 1995,* Masuzaki *i in.,* 1995a).

1.2 Wydzielanie leptyny

Gen leptyny ulega ekspresji głównie w białej tkance tłuszczowej (Masuzaki i in., 1995, Gong *i in.,* 1996), chociaż niska ekspresja mRNA leptyny została odnotowana również w brązowej tkance tłuszczowej. Może to jednak wynikać z zanieczyszczenia ekspresji mRNA pochodzącego z białej tkanki tłuszczowej (Cinti i *in.,* 1997). Wykazano, że szereg tkanek niebędących adipocytami również syntetyzuje i wydziela leptynę, aczkolwiek w niewielkich ilościach. Należą do nich błona śluzowa żołądka (Bado i in., 1998, Mix i in., 1999, Cinti i in., 2000), komórki nabłonka sutka (Smith-Kirwin i *in.,* 1998) i miocyty (Wang i in., *1998).* Stwierdzono również, że łożysko wydziela znaczne ilości leptyny (Senaris i *in.,* 1997, Singh i *in.,* 2005).

Sugeruje się, że kiedy komórki tłuszczowe zwiększają swoją liczbę i rozmiar, gen *ob* zaczyna produkować leptynę, która jest wydzielana do krążenia. Istnieje silna dodatnia korelacja pomiędzy ekspresją mRNA leptyny i stężeniem leptyny w osoczu, a całkowitą zawartością tkanki tłuszczowej w organizmie (Frederich *i in.*, 1995, Maffei i in., *1995*, Considine *i in.*, 1996). Wydzielanie leptyny odbywa się w cyklu 24-godzinnym, z wyższym tempem w godzinach wieczornych, osiągając szczyt w środku godzin nocnych, i niższym tempem w godzinach porannych, nieco odwrotnie do obserwowanego w przypadku poziomu kortyzolu u ludzi (Laughlin & Yen, 1997). Wydzielanie leptyny jest głównie konstytutywne. Leptyna jest syntetyzowana i ekstrudowana do drogi wydzielniczej w celu uwolnienia w wyniku masowego działania (w przeciwieństwie do pakowania do wyspecjalizowanych pęcherzyków w celu regulowanego uwolnienia w odpowiedzi na ostry bodziec). Wyższe wskaźniki wydzielania leptyny w nocy mogą odnosić się do czasu przyjmowania pokarmu i hiperinsulinemii w ciągu dnia (Sinha & Caro, 1998). Chociaż szczytowe poziomy leptyny i kortyzolu wydają się być przeciwstawne, badania *in vivo* i *in vitro na* gryzoniach i człowieku wykazały, że glikokortykoidy zwiększają transkrypcję genu leptyny i jej poziom (De Vos i in., 1995, Slieker *i in.*, 1996, Trayhurn *i in.*, 1998). Poziom leptyny jest również podwyższony u szczurów, którym podawano deksametazon (De Vos i in., 1995). Niejasna jest zatem przyczyna wzoru wydzielania leptyny, nie wiadomo, czy jest ona związana z pobieraniem pokarmu.

Stężenia leptyny w surowicy są wyższe u kobiet w porównaniu z mężczyznami (Schrauwen *i in.*, 1997). Przyczyna tej różnicy zależnej od płci nie jest całkowicie jasna, ale obserwowano ją *in vivo* od wczesnego niemowlęctwa (Garcia-Mayor *i in.*, 1997). Ta różnica między płciami utrzymuje się nawet po skorygowaniu o masę tłuszczu (Hassink i in., 1996). Co ciekawe, stwierdzono, że 17 p-estradiol zwiększa wydzielanie leptyny do podłoża hodowlanego tkanki tłuszczowej pochodzącej od samic szczurów (Casabiell i *in.*, 1998). Podawanie agonistów GnRH kobietom poddawanym zabiegom zapłodnienia *in vitro* zwiększa stężenie leptyny, a stężenie leptyny w surowicy koreluje z poziomem estradiolu (Stock i *in.*, 1999). Z kolei wydzielanie leptyny jest hamowane przez testosteron, o czym świadczy zahamowanie wydzielania leptyny po podaniu testosteronu orchidektomowanym szczurom (Kus i *in.*, 2007). Co więcej, poziom leptyny w surowicy okazał się korelować negatywnie z testosteronem u mężczyzn (Carraro & Ruiz-Torres, 2006). Jest zatem możliwe, że zwiększona odpowiedź na estrogeny może w pewnym stopniu przyczyniać się do różnic między płciami. Katecholaminy zmniejszają również stężenie leptyny w surowicy (Trayhurn *i in.*, 1998).

Ekspresja leptyny i jej krążące poziomy wzrastają równolegle z ilością tkanki tłuszczowej w stanie odżywiania (Lonnqvist i *in.*, 1995), a związek między poziomem leptyny a masą tłuszczu jest raczej krzywoliniowy niż liniowy, z szerokim zakresem indywidualnych wartości leptyny przy określonym poziomie tkanki tłuszczowej (Considine i *in.*, 1996). Istnieje większa dodatnia korelacja pomiędzy poziomem leptyny w surowicy a całkowitą masą tkanki tłuszczowej niż wskaźnikiem masy ciała (BMI) (Maffei i *in.*, 1995). Poza całkowitą masą tkanki tłuszczowej i wielkością adipocytów, na poziom leptyny może wpływać także sposób rozmieszczenia tkanki tłuszczowej (Tritos i Mantzoros, 1997). Ekspresja mRNA leptyny jest wyższa w podskórnych niż w trzewnych depozytach tłuszczowych (Hube i *in.*, 1996). Adipocyty pępka wykazują większą ekspresję receptorów adrenergicznych */3-1,* 2 i 3 niż adipocyty podskórne (Lonnqvist *i in.*, 1995). Odmienny profil receptorów sprawia, że te pierwsze są bardziej wrażliwe na działanie lipolityczne katecholamin i mniej wrażliwe na antylipolityczne działanie insuliny (Lonnqvist *i in.*, 1997).

Na poziom leptyny w surowicy wpływa również stan odżywienia, a poszczenie obniża poziom leptyny o około 30%, podczas gdy nadmierne spożywanie pokarmów prowadzi do zwiększenia wydzielania leptyny o 50%. Poziom leptyny wzrasta bardziej, gdy spożywane są pokarmy bogate w tłuszcz (Houseknecht & Portocarrero, 1998). Wydzielanie leptyny zmniejsza się jednak podczas starzenia się. Spadek ten jest większy u kobiet niż u mężczyzn i jest niezależny od BMI i innych zmian endokrynologicznych związanych z wiekiem (Isidori *et al.*, 2000).

Z tego wynika, że na wydzielanie leptyny wpływa wiele czynników. Mimo że poziom leptyny w surowicy krwi dobrze koreluje z masą tkanki tłuszczowej, okazuje się, że leptyna jest nie tylko statycznym wskaźnikiem masy tkanki tłuszczowej, ale działa również jako czujnik równowagi energetycznej.

1.3 Leptyna w krążeniu

Po wydzieleniu do krążenia, leptyna krąży w osoczu w postaci wolnej lub związanej z rozpuszczalnym receptorem leptyny *(sOB-R* lub *LEPRe)* (Houseknecht i *in.*, 1996, Lammert *i in.*, 2001). U ludzi i zwierząt zwiększony poziom leptyny wraz z otyłością wynika z nasilonej ekspresji genów *ob i* zwiększonej produkcji leptyny (Considine i *in.*, 1995, Hamilton *i in.*, *1995,* Maffei i in., 1995, Ogawa i *in.*, *1995*). Możliwym mechanizmem wzrostu poziomu leptyny może być powiększenie adipocytów. Badania *in vitro* wykazały, że wydzielanie leptyny jest ściśle związane z wielkością komórek tłuszczowych u myszy otyłych genetycznie i dietetycznie (Houseknecht *et al.*, 1996). U ludzi małe adipocyty wykazują mniejszą ekspresję *ob* mRNA niż większe, pochodzące od tego samego osobnika (Hamilton i *in.*, 1995). Ponieważ poziom leptyny zmienia się proporcjonalnie do masy tkanki tłuszczowej, może ona służyć jako sygnał dośrodkowy, który dostarcza informacji o stopniu otłuszczenia do centralnego układu nerwowego. W odpowiedzi na to, dostosowanie spożycia żywności i wydatków energetycznych byłoby dokonywane w celu zapewnienia długoterminowej stabilności masy ciała.

Poziom leptyny wydaje się znacznie różnić u ludzi z podobną masą tłuszczu i istnieje znaczna heterogeniczność wśród osób z podobnym BMI (Maffei *et al.* , 1995). Kobiety mają wyższe poziomy leptyny niż mężczyźni przy dowolnym procencie tkanki tłuszczowej lub masy tłuszczu w organizmie. Stwierdzono, że ekspresja genu *ob u* otyłych kobiet jest o 75% wyższa niż u otyłych mężczyzn (Lonnqvist i *in.,* 1995). Poziom leptyny w surowicy zdrowych dorosłych wynosi od 0,5 do 37,7 ng/ml dla mężczyzn i od 2,0 do 45,2 ng/ml dla kobiet (Lida i *in.,* 1996). Stężenie leptyny w płynie mózgowo-rdzeniowym u kobiet jest również wyższe niż u mężczyzn po uwzględnieniu wieku, BMI i poziomu leptyny w osoczu (Schwartz i *in.*, 1996). Różnicę płci opisano również u myszy. Samice myszy miały wyższy poziom leptyny w osoczu i mRNA *ob w* tkance tłuszczowej niż samce (Frederich i *in.,* 1995). Wydaje się zatem, że żeńskie komórki tłuszczowe produkują więcej leptyny niż męskie komórki tłuszczowe o podobnym składzie ciała. Jak wspomniano wcześniej, może to być związane ze stymulującym działaniem estrogenów u kobiet lub hamującym działaniem testosteronu u mężczyzn, chociaż leptyna u kobiet po menstruacji pozostaje znacząco wyższa niż u mężczyzn w podobnym wieku i nie różni się od leptyny u młodszych kobiet po skorygowaniu o zawartość tkanki tłuszczowej (Saad i *in.,* 1997). Różnica w rozmieszczeniu tkanki tłuszczowej może również odgrywać rolę w tej różnicy w poziomie leptyny między obiema płciami, ponieważ tłuszcz podskórny wyraża więcej mRNA leptyny niż tłuszcz wewnątrzbrzuszny (Masuzaki i *in.,* 1995). Centralna tkanka tłuszczowa androidalna może produkować mniej leptyny niż obwodowa tkanka tłuszczowa ginekologiczna, co tłumaczy różnice między mężczyznami i kobietami. Jednakże poziom leptyny nie wydaje się być związany ze wskaźnikiem talia/biodra (WHR).

Stężenie leptyny w surowicy krwi wzrasta wraz z wiekiem w okresie dzieciństwa i dojrzewania, a stężenie *sOB- R* obniża się u obu płci. Te zmiany rozwojowe, które łącznie reprezentują wzrost biodostępności leptyny w krążeniu, poprzedzają pubertalny wzrost stężenia testosteronu w surowicy u chłopców i estradiolu u dziewcząt. Leptyna może potencjalnie służyć jako sygnał metaboliczny informujący ośrodkowy układ nerwowy, że rezerwy energetyczne są wystarczające do podtrzymania rozwoju dojrzewania.

1.4 Receptor leptyny

Leptyna działa bezpośrednio poprzez receptor leptynowy *(OBR lub LR lub LEPR).* Gen *LEPR* znajduje się na chromosomie 1 (1p31) u ludzi, składa się z 18 eksonów i 17 intronów i koduje białko składające się z 1162 aminokwasów. Receptor leptyny został po raz pierwszy wyizolowany ze splotu naczyniówkowego myszy metodą klonowania ekspresyjnego (Tartaglia *i wsp.* , 1995) i stwierdzono, że należy do rodziny receptorów cytokinowych klasy 1 (rodzina receptorów IL-6). Wiadomo, że gen *LEPR* koduje co najmniej pięć alternatywnie splicowanych form lub izoform receptora leptyny (rysunek 1.1). Wśród tych wariantów znajduje się izoforma rozpuszczalna lub wydzielana *(LEPRe)*, izoforma długa (*LEPR1 lub LRb)* i krótka (*LEPRa lub LRa)*. Domeny zewnątrzkomórkowa i transmembranowa są identyczne pomiędzy *LEPRa* i *LEPR1*, a różnice wynikają ze zmian w długości domeny cytoplazmatycznej. Domena cytoplazmatyczna *LEPR1* ma 302 aminokwasy w porównaniu z domeną *LEPRa*, której długość wynosi od 32 do 40 aminokwasów. Postać wydzielana lub rozpuszczalna *(LEPRe)* zawiera jedynie zewnątrzkomórkową domenę receptora, a nie motywy wewnątrzkomórkowe lub reszty transmembranowe (Kieffer i *in.*, 1996, Houseknecht i Portocarrero, 1998). Uważa się, że długa forma receptora jest odpowiedzialna za działanie leptyny, krótka forma wspomaga jej transport przez błonę komórkową, a forma rozpuszczalna - transport w krążeniu.

Izoformy receptora leptyny zostały zidentyfikowane przede wszystkim w podwzgórzu (Houseknecht & Portocarrero, 1998), w części wewnątrzwydzielniczej trzustki, w jajnikach i jądrach (Kieffer et *al.*, 1996), w komórkach warstwy ziarnistej cumulus oophorus (Cioffi et *al.*, 1997), w macicy (Cioffi *et al.*, 1997), jak również w innych tkankach obwodowych, takich jak nerki (Sharma & Considine, 1998), serce (Bernardis & Bellinger, 1998), płuca (Sharma & Considine, 1998), wątroba (Bernardis & Bellinger, 1998) i mięśnie szkieletowe (Bernardis & Bellinger, 1998). Receptor formy długiej ulega ekspresji głównie w dwóch jądrach podwzgórza, tj. jądrze łukowatym i jądrze przyśrodkowym (Woods & Stock, 1996). W ludzkim podwzgórzu dochodzi do ekspresji trzech izoform receptora leptyny, w tym receptora o pełnej długości (Eikelis *i in.*, 2007). *Ob-Rb ulega* wysokiej ekspresji w neuronach jąder podwzgórza, w tym w jądrze łukowatym, grzbietowo-przyśrodkowym podwzgórza i brzuszno-przyśrodkowym podwzgórza (Elmquist i *in.*, 1998, Baskin *i in.*, 1999). W obrębie tych jąder podstawno-przyśrodkowych podwzgórza, mRNA *Ob-Rb ulega* ekspresji na najwyższym poziomie w jądrze łukowatym (Elmquist *i wsp.*, 1999, Schwartz i *wsp.*, 2000). Oprócz podwzgórza, receptory leptyny zostały zlokalizowane również w innych częściach mózgu (Elmquist i in., 1999, Grill i Kaplan, 2002). Wysoki poziom ekspresji *Ob-Ra* i *Ob-Rc* występuje w splocie naczyniówkowym, oponach mózgowych i mikronaczyniach mózgowych, co może odgrywać rolę w transporcie leptyny przez barierę krew-mózg (Tartaglia i wsp., 1995, Bjorbaek *i wsp.*, 1998). Szeroka dystrybucja receptorów leptyny w miejscach pozapodwzgórzowych we wzgórzu i móżdżku sugeruje, że leptyna może działać również na układy czuciowe i motoryczne, oprócz swojej roli w funkcji neuroendokrynnej. Powtarzający się stres związany z unieruchomieniem powoduje wzrost ekspresji leptyny w podwzgórzu samic myszy oraz jej spadek we wzgórzu zarówno samców jak i samic myszy, co wiąże się ze zwiększoną ekspresją receptorów leptyny w podwzgórzu i wzgórzu, zarówno u samców jak i samic myszy (Manni i *in.* , 2007).

Krótkie izoformy receptora leptyny zostały znalezione w splocie naczyniówkowym (Lynn i *in.* , 1996) i w śródbłonku kapilar mózgowych (Golden i *in.,* 1997). Uważa się, że w splocie naczyniówkowym receptory leptyny wspomagają transport krążącej leptyny do płynu mózgowo-rdzeniowego (CSF), a receptory leptyny w śródbłonku kapilar mózgowych mogą również zapewniać bezpośredni transport leptyny z krwi do śródmiąższu mózgu (Caro i *in.,* 1996). Krótkie formy receptorów leptyny znajdują się również w płucach i nerkach, gdzie mogą być zaangażowane w klirens leptyny (Cumin i in., 1996).

LEPRe, znany również jako rozpuszczalny receptor leptyny, jest głównym białkiem wiążącym leptynę we krwi (Lammert i *in.,* 2001) i pochodzi z ektodomeny receptorów związanych z błoną (Ge i *in.,* 2002). Stanowi on jedno z krążących białek wiążących leptynę, które nadają pewien stopień stabilności metabolicznej i wpływają na transport leptyny we krwi oraz jej dostępność tkankową (Houseknecht i *in.,* 1996a, Kieffer *i in., 1996*).

Spoczynkowy wydatek energetyczny i aktywność współczulna mięśni są bardziej pozytywnie skorelowane ze stężeniem leptyny związanej niż wolnej (Brabant i in., 2000, Tank i in., 2003), a badanie stężenia *LEPRe* jest ważne dla oddzielenia kluczowej roli leptyny całkowitej, wolnej i związanej (Venner i in., 2006). W przeciwieństwie do mutacji w genie leptyny *ob,* która prowadzi do upośledzenia wydzielania leptyny (Farooqi *i wsp.* , 2001), nie stwierdzono, aby mutacja w genie receptora leptyny prowadziła do jakichkolwiek różnic w stężeniu rozpuszczalnego receptora leptyny u osób szczupłych w porównaniu z otyłymi (Lahlou *i wsp.* , 2002). Wyższe stężenia *LEPRe* stwierdza się u osób szczupłych w porównaniu z otyłymi (van Dielen *i wsp.* , 2002). Dlatego też, badając wpływ leptyny na masę ciała lub korelując jej stężenie w surowicy z masą ciała, może być ważne, aby mierzyć zarówno składniki wolne, jak i związane, a być może także stężenie rozpuszczalnego receptora. Kiedy leptyna wiąże się z *LEPRe*, może dojść do opóźnienia w klirensie leptyny i jej degradacji z krążenia, a to czasami zwiększa stężenie dostępnej, krążącej leptyny (Huang i *in.,* 2001, Zastrow *i in.,* 2003). Tylko wolna leptyna może oddziaływać na miejsca docelowe w celu wywołania odpowiedzi biologicznej.

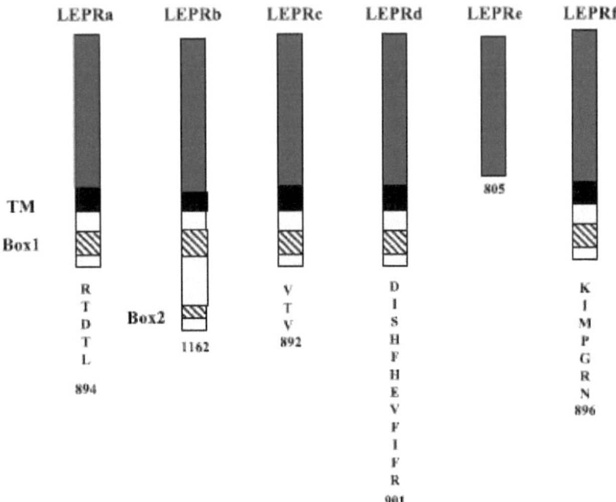

Rysunek 1.1: Struktury domenowe alternatywnie krojonych izoform receptora leptyny. Forma długa, LEPRb, ma długi region cytoplazmatyczny zawierający kilka motywów wymaganych do transdukcji sygnału. Cztery krótkie formy, LEPRa, LEPRc, LEPRd i LEPRf, mają krótszy ogon wewnątrzkomórkowy. LEPRe jest znany jako rozpuszczalny receptor leptyny i główne białko wiążące w krążeniu krwi (zaadaptowane z Ahima & Osei, 2004).

1.5 Leptyna JAK-STAT transdukcja sygnału

W mechanizm działania leptyny zaangażowany jest system transduktora sygnału i aktywatora transkrypcji kinazy z rodziny Janus (JAK-STAT). Receptory leptyny, w szczególności *LEPR1,* tworzą homodimery, które są zdolne do aktywacji systemu JAK-STAT (Lee *i in.*, 1996, Myers, 2004). *LEPR1* posiada trzy wewnątrzkomórkowe, konserwowane reszty tyrozynowe (Y985, Y1077 i Y1138). Y985 i Y1138 są fosforylowany po związaniu leptyny, podczas gdy Y1077 nie jest fosforylowany i nie bierze udziału w sygnalizacji leptyny. Jego rola pozostaje do ustalenia. Fosforylacja Y985 aktywuje szlak sygnałowy SHP2, którego dokładne działanie jest nadal niejasne. Fosforylacja Y1138 powoduje rekrutację STAT 3 do kompleksu *LEPR1/JAK2*, co prowadzi do fosforylacji tyrozyny i następczej translokacji jądrowej STAT 3 w celu pośredniczenia w regulacji transkrypcji. Fosforylowany tyrozylowo STAT 3 ulega homodimeryzacji i translokacji jądrowej, regulując ekspresję genów kodujących neuropeptydy i innych genów docelowych. Zamiana seryny w Y1138 (Y1138S) zaburza aktywację STAT 3 i powoduje hiperfagię, upośledzenie termoregulacji i otyłość, ale nie wpływa na dojrzewanie płciowe i wzrost (Bates i *in.,* 2003). Co więcej, myszy Y1138S są mniej hiperglikemiczne z normalną ekspresją neuropeptydu Y (NPY).

Leptyna wiążąc się z *LEPR1* aktywuje również substrat receptora insulinowego 1 (IRS-1) i substrat receptora insulinowego 2 (IRS-2), kinazę białkową aktywowaną mitogenem, kinazę regulowaną zewnątrzkomórkowo oraz 3-kinazę fosfatydyloinozytolu (PI3-kinaza) (Niswender *i wsp.* 2004). Leptyna nasila indukowaną przez IRS2 aktywację PI3-kinazy w podwzgórzu. Z drugiej strony, blokada aktywności PI3-kinazy zapobiega anorektycznemu działaniu leptyny (Niswender i *in.*, 2004). Leptyna kończy swój sygnał poprzez indukcję supresora sygnalizacji cytokinowej-3 (SOCS3), który należy do rodziny białek hamujących sygnalizację JAK-STAT (Howard *i wsp.* , 2004). Niedobór SOCS3 zwiększa wrażliwość na leptynę i zapobiega otyłości (Howard i *in., 2004*).

Oprócz aktywacji STAT 3, leptyna indukuje również aktywację STAT 5, a systemowe podawanie leptyny zwiększyło ostatnio liczbę jądrowych sygnałów STAT 5 w podwzgórzu (Mutze i *in.,* 2007). Aktywację jądrowego STAT 5 w podwzgórzu odnotowano również w odpowiedzi na prolaktynę (Lerant i *in.,* 2001) oraz czynnik martwicy nowotworów alfa (TNFa) (Rizk i *in.,* 2001). Jednakże, funkcjonalne znaczenie aktywacji jądrowego STAT 5 w komórkach podwzgórza wywołanej leptyną jest nadal nieznane.

1.6 Funkcje leptyny

1.6.1 Regulacja apetytu i masy ciała

Fundamentalna rola leptyny jako "lipostatu" w regulacji masy ciała była przedmiotem wielu badań. Wykazano, że codzienne wstrzykiwanie rekombinowanej leptyny powoduje znaczną utratę masy ciała i zmniejszenie ilości przyjmowanego pokarmu u myszy *ob/ob* i chudych myszy typu dzikiego, podczas gdy u myszy *db/db* nie zaobserwowano żadnych zmian (Campfield i *in.,* 1995). Obecnie wiadomo, że zmniejszenie przyjmowania pokarmu przez leptynę odbywa się głównie za pośrednictwem podwzgórza. Wykazano, że reguluje ona apetyt poprzez zmiany w uwalnianiu NPY, peptydu związanego z agouti (AgRP) i hormonu stymulującego a-melanocyty (a-MSH) z jąder podwzgórza, w szczególności z jądra łukowatego (ARC). *LEPR1 (LRb)* mRNA ulega wysokiej ekspresji w dwóch odrębnych populacjach neuronów ARC. Jedna populacja syntetyzuje NPY i peptyd związany z aguti, a druga syntetyzuje pro-opiomelanokortynę (POMC), która jest przetwarzana do produkcji a-MSH (Elmquist *i in.,* 1999, Schwartz *i in.,* 2000). Leptyna obniża regulację NPY i AgRP, powoduje zmniejszenie spożycia pokarmu, zwiększa wypływy z układu współczulnego, zwiększając w ten sposób wydatek energetyczny (ryc. 1.2). Leptyna stymuluje również aktywność neuronów POMC, co prowadzi do zwiększonego uwalniania POMC i jej konwersji do a-MSH, która zmniejsza apetyt poprzez aktywację receptora dla melanokortyny-4

(MC4R). AgRP jest antagonistą sygnalizacji a-MSH/MC4R, jak również inhibitorem aktywności endogennego MC4R (Schwartz i *in.*, 2000, Cowley *i in.*, 2001).

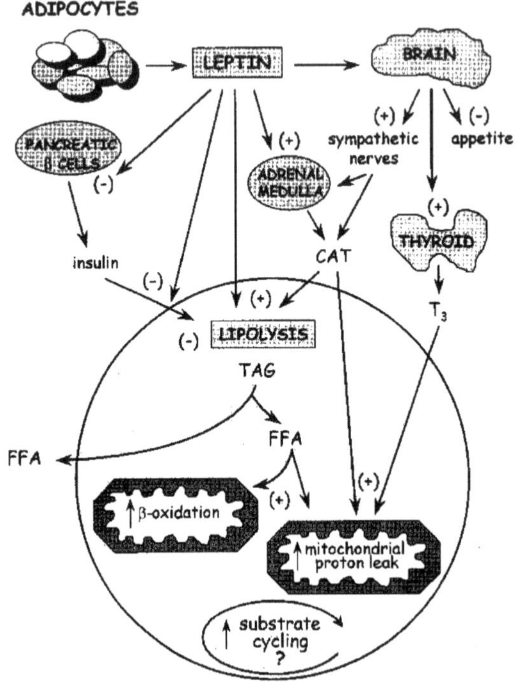

Ryc. 1.2: Ścieżki, poprzez które leptyna wpływa na metabolizm lipidów, wydatkowanie energii i spożycie kalorii (zaadaptowane z Reidy & Weber, 2000).

Uwaga: (CAT) katecholamina, (FFA) wolne kwasy tłuszczowe, (TAG) triacyloglicerole, (T3) trijodotyronina, (+) działanie stymulujące, (-) działanie hamujące.

Leptyna moduluje również szlaki sygnalizujące apetyt, które są niezależne od NPY. Myszy z niedoborem NPY, u których spożycie pokarmu i masa ciała są prawidłowe, wykazują spadek spożycia pokarmu, masy ciała i masy tkanki tłuszczowej po podaniu leptyny (Erickson i *in.*, 1996). Możliwe jest, że wiele innych czynników wpływających na apetyt, takich jak transkrypt regulowany kokainą i amfetaminą (CART) (Friedman i Halaas, 1998, Elmquist i *in,* 1999), oreksyna/hipokretyna, hormon uwalniający kortykotropinę (CRH) (Flier i Maratos-Flier, 1998), galanina (Beck i *in.,* 1993), cholecystokinina, hormon koncentrujący melaninę i neurotensyna mogą być również zaangażowane w indukowaną leptyną redukcję apetytu.

Istnieją również dowody wskazujące na to, że utrata masy ciała związana z leptyną nie jest całkowicie spowodowana zmniejszeniem spożycia pokarmu lub zahamowaniem apetytu. Wysokie tempo utraty tkanki tłuszczowej obserwowane u zwierząt leczonych leptyną może być również częściowo przypisane wzrostowi tempa metabolizmu, wtórnie do zwiększonej aktywności współczulnej (Chen *et al.* , 1996, Levin *et al.* , 1996, Ormseth *et al.* ,
1996) i stymulację cykli substratowych (Clark i *in.,* 1973). Wykazano, że szybkość cykli triacyloglicerolu/wolnego kwasu tłuszczowego (TAG/FFA) w ludzkich adipocytach jest ujemnie skorelowana z otyłością (Bottcher i Furst, 1997). *In vitro,* leczenie adipocytów leptyną zwiększa komórki TAG/FFA (Wang *et al.,* 1999), co sugeruje, że tempo cyklu TAG/FFA może być zwiększone przez leptynę. Może to być możliwy mechanizm, dzięki któremu leptyna zwiększa spoczynkowe tempo przemiany materii powyżej poziomu podstawowego. Ponadto, leptyna ma również istotny wpływ na względny udział różnych dostępnych paliw oksydacyjnych. Na przykład u myszy *ob/ob*, leczenie leptyną zmniejszyło iloraz oddechowy w sposób zależny od dawki (Hwa i *in.,* 1997).

Stwierdzono, że leptyna wywiera wpływ na wydatek energetyczny również poprzez oddziaływanie na oś podwzgórze-przysadka-tarczyca. Hormon tarczycy, trójjodotyronina (T3), jest jednym z kluczowych regulatorów tempa metabolizmu, a leptyna zapobiega indukowanej na czczo supresji mRNA hormonu uwalniającego protyrotropinę w neuronach jądra przyśrodkowego podwzgórza (Legradi *i in.* ,
1997) . Poza działaniem na oś podwzgórze-przysadka-tarczyca, uważa się, że leptyna jest również w stanie zmienić wyciek protonów z błon komórkowych, a tym samym wydatek energetyczny, poprzez zmianę ekspresji mRNA i stężenia błonowego białka wysprzęglającego (UCP). Różne białka rozprzęgające ulegają ekspresji w określonych tkankach i podlegają wpływowi leptyny poprzez różne szlaki. UCP1 ulega ekspresji tylko w brunatnej tkance tłuszczowej (Himms-Hagen, 1989). Podawanie leptyny powoduje wzrost poziomu mRNA UCP1 w brunatnej tkance tłuszczowej i zwiększa wydatek energetyczny (Scarpace i *in.,* 1997). Efekt ten jest prawdopodobnie pośredniczony przez zwiększoną aktywność współczulną.

Wydaje się zatem, że rola leptyny w prawidłowej regulacji masy ciała polega zarówno na zmniejszeniu spożycia pokarmu, jak i zwiększeniu wydatku energetycznego. To ostatnie może być osiągnięte poprzez szereg mechanizmów, które obejmują wzrost aktywności współczulnej, aktywację osi podwzgórze-przysadka-tarczyca, bezpośredni wpływ na utylizację substratów i być może w pewnym stopniu odłączenie fosforylacji oksydacyjnej.

1.6.2 Leptyna a kontrola dojrzewania płciowego

Wiadomo, że początek dojrzewania płciowego u młodzieży, szczególnie u dziewcząt, jest związany z osiągnięciem odpowiedniej masy tkanki tłuszczowej. Dojrzewanie płciowe jest opóźnione, gdy warunki metaboliczne nie są odpowiednie, jak w przypadku ograniczenia żywności i niskiej zawartości tłuszczu w organizmie (Kiess *et al.*, 1998). Raz, gdy odpowiednie zapasy tłuszczu zostały osiągnięte jest sygnał do mózgu, że ciało jest wystarczająco rozwinięte, aby pozwolić sobie na zmiany pubertalne lub początek życia reprodukcyjnego (Frisch, 1980). Krążące poziomy leptyny mogą stanowić sygnał dla podwzgórza, wskazując, że stan odżywienia jest zgodny z początkiem funkcji seksualnych (rysunek 1.3). U normalnych dzieci poziom leptyny wzrasta przed okresem dojrzewania i osiąga swój szczyt na początku okresu dojrzewania (Garcia-Mayor *i in.*, 1997), po czym zaczyna spadać u chłopców, ale nadal wzrasta u dziewcząt, przy czym poziom zależy od masy tkanki tłuszczowej. Istnieje również odwrotna korelacja pomiędzy poziomem leptyny a wiekiem menarche u kobiet (Matkovic i *in.*, 1997). Wzrost poziomu leptyny powoduje wcześniejsze pojawienie się cyklu miesiączkowego u kobiet. Uważa się, że wzrost poziomu leptyny powoduje permisywną aktywację osi podwzgórze-przysadka-gonada i początek dojrzewania płciowego (Mantzoros i *in.*, 1997, Kiess i *in.*, 1999, Clayton i Trueman, 2000, Dearth i in., 2000). Stwierdzono, że nocne stężenie leptyny w moczu wykazuje dodatnią korelację z LH i FSH w miarę wchodzenia dzieci w okres dojrzewania (Maqsood i *in.*, 2007). Obserwacje te sugerują, że leptyna jest ważnym czynnikiem ułatwiającym wczesne fazy dojrzewania płciowego u ludzi. Co ciekawe, mutacje genów *ob* i *db powodują* hipogonadyzm podwzgórzowy u ludzi (Strobel i *in.*, 1998). Podobnie, myszy *ob/ob* są bezpłodne (Ingalls i *in.*, 1950), co uważa się za skutek obniżonej ilości krążących steroidów gonadalnych, wtórnej do niewystarczającego napędu podwzgórzowo-przysadkowego (Swerdloff i *in.*, 1978). Wstrzyknięcie rekombinowanej leptyny wyraźnie przywraca status płodności u tych myszy (Chehab i *in.*, 1996, Mounzih *i in.*, 1997).

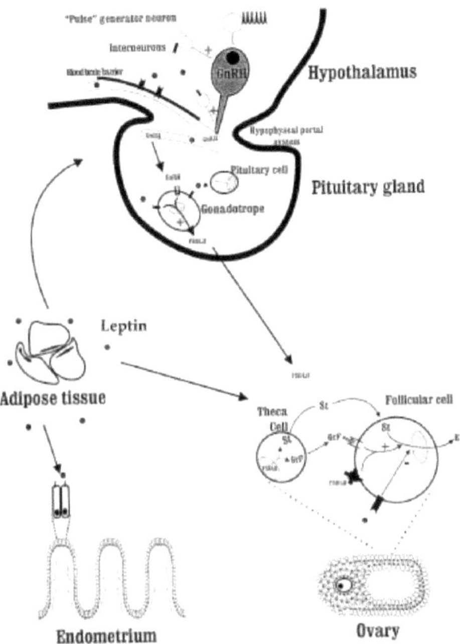

Ryc. 1.3: Interakcja leptyny z osią podwzgórze-przysadka-nadnercza i endometrium (zaadaptowane z Moschos i *in.*, 2002).

Dokładny mechanizm, dzięki któremu leptyna przyczynia się do zapoczątkowania dojrzewania płciowego, nie jest jasny. Ponieważ receptory leptyny ulegają ekspresji w specyficznych jądrach podwzgórza, leptyna może być w stanie modulować ekspresję kilku neuropeptydów podwzgórzowych (Ahima *i in.*, 2000). W tym względzie stwierdzono, że leptyna w bardzo niskich stężeniach stymuluje uwalnianie LHRH z eksplantatów podwzgórza oraz FSH i LH z przednich przysadek dorosłych samców szczurów, *in vitro*. *Stwierdzono* również, że stymuluje ona uwalnianie LH, ale nie FSH u tego samego gatunku *in vivo* (Yu *i in.*, 1997). Ogólnoustrojowe podawanie leptyny myszom *ob/ob* zwiększało wydzielanie FSH i LH zarówno u samców, jak i samic myszy (Barash i *in.*, 1996). U samic, którym podawano leptynę, stwierdzono znacznie podwyższone stężenie LH w surowicy krwi, zwiększoną masę jajników i macicy oraz stymulowane aspekty histologii jajników i macicy w porównaniu z samicami kontrolnymi (Barash i *in.*, 1996). Mężczyźni, którym podawano leptynę, mieli znacząco podwyższony poziom FSH w surowicy, zwiększoną masę jąder i pęcherzyków nasiennych, większą wysokość komórek nabłonka pęcherzyków nasiennych oraz podwyższoną liczbę plemników w porównaniu z kontrolami (Barash i *in.*, 1996). Wyniki te pokazują, że leptyna stymuluje rozrodczy układ endokrynny u obu płci myszy *ob/ob* i sugerują, że leptyna może służyć jako sygnał permisywny dla układu rozrodczego normalnych zwierząt.

Nie wiadomo dokładnie, w jaki sposób leptyna stymuluje podwzgórze. Stwierdzono, że centralna infuzja NPY u szczurów opóźnia dojrzewanie płciowe (Gruaz i *in.*, 1993), można więc przypuszczać, że wzrastający poziom leptyny w okresie pokwitania przejściowo hamuje uwalnianie NPY z podwzgórza, zwalniając w ten sposób podwzgórzowy hamulec początku pokwitania (Ahima i *in.*, 1997). Niewątpliwie potrzeba więcej badań, aby wyjaśnić dokładny mechanizm działania leptyny w inicjacji dojrzewania.

Obecność receptorów leptyny w jądrze szczura (Zamorano i in., 1997) oraz w komórkach zarodkowych myszy (El-Hefnawy *i in.*, 2000) sugeruje, że oprócz wpływu na oś podwzgórze-przysadka-nadnercza może istnieć również bezpośrednie działanie leptyny na jądro. Analiza komórkowej lokalizacji *LEPR* mRNA wskazuje na rozproszony wzór ekspresji w tkance dorosłego jądra oraz na specyficzne sygnały wykrywane w komórkach Leydiga i Sertoliego (Hoggard i *in.*, 1997). Co ciekawe, w jądrach stwierdzono obecność mRNA dla wszystkich izoform *LEPR,* a gen *LEPR w jądrze* szczura ulega ekspresji przez cały okres rozwoju postnatalnego (Tena-Sempere i *wsp.*, 2001a). Dokładna rola leptyny i jej receptorów w jądrach jest niejasna i pozostaje przedmiotem badań. Obecność *LEPR* zarówno w komórkach Sertoliego jak i Leydiga sugeruje, że może ona odgrywać rolę w endokrynnej funkcji jąder i w spermatogenezie. Istnieje zatem potrzeba zbadania dokładnej roli leptyny w prawidłowej regulacji funkcji rozrodczych u mężczyzn.

1.6.3 Leptyna a płodność

Wyraźna dodatnia korelacja pomiędzy gonadotropinami i leptyną, szczególnie w okresie dojrzewania u obu płci, sugeruje, że leptyna odgrywa istotną rolę w reprodukcji i może wywierać swój wpływ na aktywność reprodukcyjną poprzez oś podwzgórze-przysadka-gonady. Obecność białek leptyny w kortykotropach, somatotropach, gonadotropach i tyreotropach u ludzi dodatkowo wspiera to twierdzenie (Jin *et al.*, 1999, Vidal *et al.*, 2000). Więcej wsparcia pochodzi z obserwacji, że ekspresja leptyny w przedniej części przysadki zmienia się podczas różnych stanów reprodukcyjnych u szczura. Na przykład wykazano, że mRNA leptyny w przedniej części przysadki mózgowej wzrasta 2-krotnie w okresie od metestrus do diestrus, po czym następuje 86-procentowy spadek w okresie proestrus (Akhter i *in.*, 2007). Ponadto stwierdzono, że obniżona płodność jest nieodłączną częścią fenotypów gryzoni *ob/ob, db/db* i *fa/fa* (Lane i Dickie, 1954, Coleman, 1978, Mounzih i *in.*, 1997). Niepłodność myszy *ob/ob z* niedoborem leptyny może być skorygowana przez podanie leptyny (Ahima i *in.*, 1996, Chehab *i in.*, 1996). Ponadto, zwierzęta homozygotyczne dla defektu receptora leptyny wykazują straty zarówno w osi wzrostu, jak i układu rozrodczego, gdzie dojrzewanie płciowe jest opóźnione, a płodność poważnie upośledzona (Popovic i *in.*, 2001, Urbański, 2001).

Poza działaniem na poziomie centralnym, leptyna wywiera swój wpływ również na szereg narządów obwodowych, o czym świadczy obecność receptorów leptyny. W przeciwieństwie do receptora leptyny w ośrodkowym układzie nerwowym, ekspresja receptora leptyny w komórkach ziarnistych jajnika nie jest niezbędna dla płodności (Zamorano *i in.*, 1997). Jajniki normalnie anowulacyjnych myszy *ob/ob* i *db/db były zdolne* do owulacji, gdy przeszczepiono je niezmutowanym samicom myszy (Friedman i *in.*, 1991, Spicer i Francisco, 1997). Tak więc wydaje się, że niepłodność samic myszy *ob* i *db/db* jest raczej wynikiem dysfunkcji podwzgórza niż pierwotnej dysfunkcji jajników. Podawanie leptyny głodzonym myszom odwraca związane z głodzeniem obniżenie poziomu krążących gonadotropin i steroidów gonadalnych oraz przywraca funkcje owulacyjne u głodzonych samic (Ahima i *in.*, 1996). Ponadto, inkubacja *in vitro* bydlęcych komórek ziarnistych z fizjologicznymi stężeniami leptyny tłumiła indukowane insuliną uwalnianie estradiolu i progesteronu, co sugeruje, że leptyna może wpływać na syntezę steroidów gonadalnych poprzez bezpośrednie oddziaływanie na komórki ziarniste, jak również poprzez wpływ na oś gonadalną na poziomie podwzgórzowo-przysadkowym (Ahima i *in.*, 1996).

Leptyna jest rzeczywiście zaangażowana w regulację męskich funkcji reprodukcyjnych. Funkcja reprodukcyjna w hipogonadyzmie hipogonadotropowym u samców myszy *ob/ob, na* przykład, została przywrócona przez leczenie leptyną (Mounzih *i in.*, 1997). Systemowe podawanie leptyny u myszy i szczurów wywoływało wydzielanie FSH i LH (Barash i *in.*, 1996, Gonzalez *i in.*, 1999). Natomiast u ludzi brak endogennej leptyny powodował hipogonadyzm i opóźnienie rozwoju pokwitania (Strobel i in., 1998, Wauters *i in.*, 2000).

Wydaje się, że mechanizmy, za pomocą których leptyna reguluje męskie funkcje rozrodcze są wielopłaszczyznowe i obejmują działania na różnych poziomach osi podwzgórze-przysadka-gonada (Rysunek 1.4), w tym być może również na poziomie plemników, ponieważ istnieją dowody na istnienie receptorów leptyny i wydzielanie leptyny przez ejakulowane plemniki (Aquila i *in.*, 2005). Główny cel leptyny w podwzgórzu jest dobrze ustalony (Casanueva & Dieguez, 1999, Ahima et *al.*, 2000). Obecność receptorów leptyny w określonych jądrach podwzgórza i zdolność leptyny do modulowania kilku neuropeptydów podwzgórza są dobrze udokumentowane (Zamorano i *in.*, 1997, Ahima i Hileman, 2000). Leptyna jest bardziej skłonna do stymulowania podwzgórza do wydzielania GnRH (Yu i in., 1997, Magni *i in.*, 1999). Poza pierwotnym działaniem leptyny na poziomie podwzgórza, wzór i rozmieszczenie receptorów leptyny wskazuje na dodatkową możliwość bezpośredniego działania leptyny na narządy docelowe. Bezpośrednie efekty leptyny w kontroli funkcji przysadki mózgowej zostały ocenione, gdzie leptyna znacząco zwiększała podstawową i stymulowaną przez GnRH sekrecję LH z półprzysadek normalnie odżywionych samców szczurów (Yu i *wsp.* , 1997). Jeśli chodzi o bezpośrednie działanie leptyny na poziomie gonad, przedstawiono wstępne dowody na hamującą rolę leptyny w funkcji jąder, gdzie stwierdzono, że leptyna konsekwentnie hamuje podstawowe i stymulowane wydzielanie testosteronu przez dorosłe jądra (Tena-Sempere i *in.* , 1999). Z drugiej strony, stwierdzono, że sam testosteron tłumi produkcję leptyny (Watanobe i Suda, 1999). Analiza komórkowej lokalizacji *Ob-R* mRNA wykazała rozproszony wzór ekspresji w tkance dorosłych jąder u szczurów, ze specyficznymi sygnałami wykrytymi w komórkach Leydiga i Sertoliego (Hoggard i *in.,* 1997, Caprio *i in.,* 1999, Tena-Sempere i *in.,* 2001). Stwierdzono również ekspresję *Ob-R* w komórkach zarodkowych myszy (El-Hefnawy i in., 2000). Ekspresja Ob-R na poziomie jąder również prowadzi do powstania szeregu splicowanych izoform. Oprócz obfitego poziomu mRNA *Ob-Rb,* w jądrach przedpokwitaniowych i dorosłych wykryto również ekspresję mRNA *Ob-Ra, O-Rc, Ob-Rf i Ob-Re* (Tena-Sempere i *in.,* 2001a).

Bezpośrednie hamujące działanie leptyny na męską gonadę może być istotne dla wyjaśnienia obniżonego poziomu androgenów w surowicy krwi obserwowanego u otyłych mężczyzn (Isidori i *in.,* 1999), a także odwrotnej korelacji pomiędzy poziomem leptyny w surowicy krwi a poziomem testosteronu u ludzi i gryzoni (Luukkaa i *in.*, 1998, Watanobe i Suda, 1999). Te przekonujące dowody wskazują, że leptyna, oprócz swojej roli w okresie dojrzewania, może odgrywać znaczącą rolę w regulacji męskiej osi gonadalnej, gdzie regulowane działania odbywają się na różnych poziomach osi podwzgórze-przysadka-gonada, które obejmują efekty stymulujące i hamujące. Stwierdzono, że leptyna obniża stężenie testosteronu w surowicy krwi, jednak do tej pory nie przeprowadzono badań dotyczących wpływu leptyny na spermatogenezę, szczególnie w sytuacji, gdy istnieją dowody łączące otyłość z niepłodnością u mężczyzn. Stwierdzono, że poziom leptyny w osoczu nasienia jest niższy u pacjentów z prawidłowymi parametrami spermiogramu, w porównaniu z próbkami nasienia patologicznego, oraz wykazuje ujemną korelację z ruchliwością ludzkich plemników (Glander *i in.,* 2002). Jak dotąd, większość badań wskazywała zarówno na pozytywny, jak i negatywny wpływ leptyny na funkcje gonad. Dlatego też w niniejszej pracy badano wpływ podawania egzogennej leptyny na liczebność i morfologię plemników.

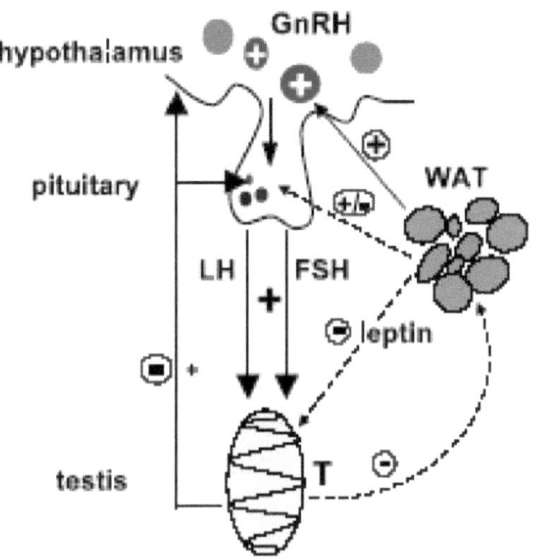

Rysunek 1.4: Model złożonego sposobu działania leptyny na różnych poziomach osi podwzgórze-przysadka-jajnik (zaadaptowane z Tena-Sempere & Barreiro, 2002).

Uwaga: (T) testosteron, (WAT) biała tkanka tłuszczowa, (+) efekt stymulujący, (-) efekt hamujący

1.7 Cele badania

Celem niniejszej pracy było zbadanie wpływu leptyny na funkcje rozrodcze mężczyzn, które obejmują badanie nasienia (liczba plemników i morfologia), histologię kanalików nasiennych (średnica kanalików nasiennych i wysokość nabłonka nasiennego) oraz masę narządów rozrodczych (jądra, najądrza, prostata i pęcherzyki nasienne). Badanie to bada również wpływ leptyny na stężenie FSH, LH i testosteronu w surowicy. Pomimo zdolności leptyny do regulowania masy ciała i przyjmowania pokarmu, niniejsze badanie analizuje również wpływ podawania leptyny na masę ciała, przyjmowanie pokarmu i wody.

ROZDZIAŁ DRUGI

MATERIAŁY I METODY

2.1 Grupa eksperymentalna

Sto trzydzieści (130) dziesięciotygodniowych samców szczurów Sprague Dawley o średniej masie ciała 200 ± 1,44 g pozyskano z laboratorium Universiti Sains Malaysia. Zwierzęta umieszczono indywidualnie w klatkach metabolicznych i trzymano w pomieszczeniu do przetrzymywania zwierząt, w dziale fizjologii. Wszystkie zwierzęta były utrzymywane w standardowych warunkach laboratoryjnych i miały dostęp *ad libitum* do karmy dla zwierząt i wody.

Szczury podzielono losowo na grupę kontrolną i grupę leczoną leptyną. Szczurom w grupach leczonych leptyną podawano 5, 10 lub 30 pg/kg masy ciała leptyny dootrzewnowo codziennie przez 7, 15 lub 42 dni (rysunek 2.1). Szczurom kontrolnym podawano 0,1 ml 0,9 % normalnego roztworu soli fizjologicznej codziennie przez 0 lub 7 lub 15 lub 42 dni. Leptyna (szczurza rekombinowana, wyrażona w *E. coli)* została zakupiona od Sigma-Aldrich Inc, U.S.A. o czystości większej niż 97 %. Leptyna w fiolce była rekonstytuowana przez dodanie 0,5 ml 0,2 pm-filtrowanego 15 mM HCl w celu rozpuszczenia białka. Po rozpuszczeniu się białka dodano 0,3 ml 0,2 pm-filtrowanego 7,5 mM NaOH, aby doprowadzić pH do około 5,2. Po rekonstytucji leptyna była przechowywana w podwielokrotnościach roboczych w temperaturze - 80 °C. Masa ciała, spożycie pokarmu i wody były mierzone co dwa dni przez cały okres eksperymentalny.

Pod koniec każdego okresu leczenia, zwierzęta ważono i znieczulano eterem (BDH Laboratory supplies, Anglia) i zabijano przez dyslokację szyjki macicy. Następnie natychmiast wykonywano laparotomię i usuwano jądra, najądrza, prostatę i pęcherzyki nasienne (rysunek 2.2). Nasienie zostało delikatnie wyciśnięte z pęcherzyków nasiennych. Następnie usunięte narządy oczyszczono z widocznego tłuszczu i tkanki łącznej oraz zważono. Obliczono względną masę narządów i wyrażono ją jako masę narządu na 100 g masy ciała. Wszystkie narządy, z wyjątkiem prawego najądrza, które wykorzystano do określenia liczby plemników i morfologii, przeniesiono do fiolek zawierających płyn Bouina. Próbki krwi pobierano z żyły głównej dolnej do oznaczeń hormonalnych.

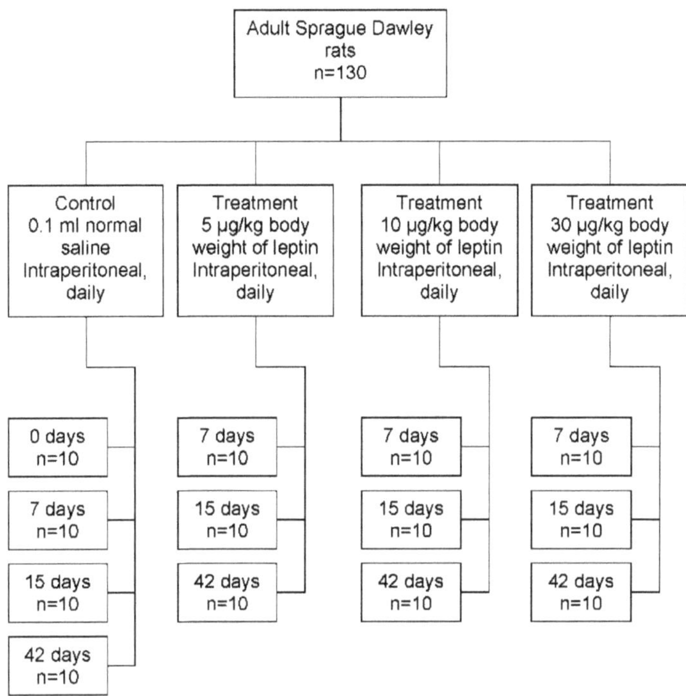

Rysunek 2.1: Schemat przepływu przedstawiający grupę eksperymentalną i kontrolną.

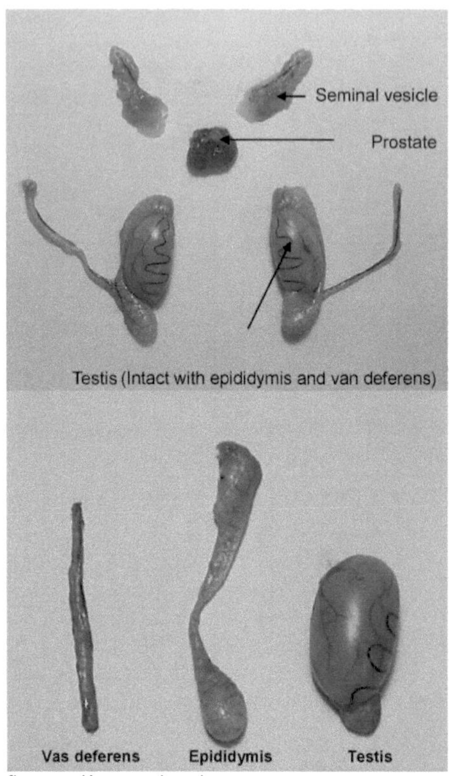

Rysunek 2.2: Fotografie narządów rozrodczych.

2.2 Oznaczanie hormonów

2.2.1 Oznaczanie stężenia leptyny w surowicy krwi

Stężenie leptyny w surowicy w badanych próbkach mierzono przy użyciu zestawu Enzyme Immunometric Assay (EIA) firmy Cayman Chemical (Cayman Chemical, U.S.A). Wszystkie odczynniki zostały doprowadzone do temperatury pokojowej przed wykonaniem oznaczenia.

Próbki kontroli jakości zostały ponownie zawieszone w 350 pl dejonizowanej wody. Wszystkie próbki surowicy, standardy i kontrole jakości zostały rozcieńczone buforem rozcieńczającym (100 pl próbki surowicy/standardy/kontrole jakości i 200 pl buforu rozcieńczającego). Pobrane porcje 100 pl wzorców leptyny (1, 2, 5, 10, 20 i 50 ng/ml), kontroli niskiej jakości (5,6 ± 0,4 ng/ml), kontroli wysokiej jakości (21,8 ± 2,4 ng/ml) i próbek surowicy zostały odpipetowane do odpowiednich dołków w dwóch egzemplarzach. Płytka została przykryta pokrywą i inkubowana w temperaturze pokojowej przez jedną godzinę na miniwytrząsarce z prędkością 300 obr/min. Płytkę przepłukiwano trzykrotnie roztworem płuczącym (300 pl/basenik), który przygotowano wcześniej rozcieńczając 15 ml stężonego roztworu płuczącego w 285 ml wody dejonizowanej. Do każdego dołka dodawano porcję 100 pl roztworu koniugatu. Płytkę przykryto i inkubowano w temperaturze pokojowej przez 1 godzinę na miniwytrząsarce z prędkością 300 obr/min. Następnie dołki przepłukano trzykrotnie roztworem płuczącym (300 pl/basenik) i do każdego dołka dodano 100 pl roztworu substratu. Płytka była przykryta folią aluminiową, aby uniknąć wystawiania jej na bezpośrednie działanie promieni słonecznych. Po inkubacji przez 10 minut w temperaturze pokojowej, rozwój koloru został zatrzymany przez dodanie 100 pl roztworu zatrzymującego.

Dno płytki wycierano czystą chusteczką w celu usunięcia odcisków palców lub zanieczyszczeń, a następnie odczytywano przy długości fali 450 nm z odnośnikiem przy 650 nm, używając czytnika Ultra Microplate Reader (Bio-Tek Instruments, USA), w ciągu 10 minut po dodaniu roztworu zatrzymującego.

2.2.2 Oznaczanie stężenia hormonu folikulotropowego (FSH) i hormonu luteinizującego (LH) w surowicy krwi

Poziomy FSH i LH w surowicy mierzono przy użyciu zestawu DRG enzyme-linked immunosorbent assay (ELISA) (DRG Instrument, Niemcy). Wszystkie próbki i odczynniki do testu ELISA zostały doprowadzone do temperatury pokojowej przed wykonaniem testu. Próbki i odczynniki były delikatnie mieszane bez spieniania.

Żądana liczba opłaszczonych studzienek mikrotitracyjnych została zamocowana w uchwycie. Liofilizowana zawartość fiolki ze standardami została odtworzona przy użyciu 1,0 ml wody dejonizowanej. Pobrano po 25 pl wzorców (wzorce FSH: 0, 5, 10, 20, 50 i 100 mIU/ml; standardy LH: 0, 10, 20, 40, 100 i 200 mIU/ml) i próbki surowicy zostały naniesione pipetą do odpowiednich dołków w duplikatach, a następnie do każdego dołka dodano 100 pl koniugatu enzymatycznego anty-FSH (do oznaczania FSH) i koniugatu enzymatycznego anty-LH (do oznaczania LH). Mieszaninę dokładnie wymieszano i inkubowano przez 30 minut w temperaturze pokojowej. Zawartość dołków wstrząsano energicznie. Studzienki przepłukano wodą dejonizowaną (300 pl/basenik), a następnie odsączono na papierze absorpcyjnym w celu usunięcia resztek wody. Procedurę płukania powtórzono pięciokrotnie. Po płukaniu, do każdego dołka dodawano 100 pl roztworu substratu i inkubowano przez 10 minut w temperaturze pokojowej. Reakcja enzymatyczna została zatrzymana przez dodanie 50 pl roztworu zatrzymującego do każdego dołka.

Dno płytki wycierano czystą chusteczką w celu usunięcia odcisków palców lub zanieczyszczeń i odczytywano na czytniku Ultra Microplate Reader (Bio-Tek Instruments, USA) przy długości fali 450 nm z odnośnikiem przy 650 nm w ciągu 10 minut po dodaniu roztworu zatrzymującego.

2.2.3 Oznaczanie testosteronu w surowicy krwi

Testosteron w surowicy był mierzony przy użyciu zestawu testosteronu DRG Testosterone enzyme-linked immunosorbent assay (ELISA) (DRG Instrument, Niemcy). Wszystkie próbki i odczynniki do testu ELISA zostały doprowadzone do temperatury pokojowej przed wykonaniem badania.

Żądana liczba studzienek mikrotitracyjnych została zamocowana w uchwycie. Podzielną część 25 pl każdego standardu testosteronu (0, 0,2, 0,5, 1, 2, 6 i 16 ng/ml) i próbki surowicy nanoszono pipetą do odpowiednich dołków w duplikatach, a następnie dodawano 200 pl koniugatu enzymu do każdego dołka. Mieszaninę mieszano mieszadłem Vortex przez 10 sekund, a następnie inkubowano przez 60 minut w temperaturze pokojowej. Zawartość dołków wstrząsano energicznie, po czym dołki przepłukano 300 pl roztworu do płukania na dołek. Roztwór płuczący przygotowano przez rozcieńczenie 30 ml stężonego roztworu płuczącego w 1170 ml wody dejonizowanej do końcowej objętości 1200 ml. Procedurę płukania powtórzono trzykrotnie. Ważne jest, aby procedura płukania została przeprowadzona prawidłowo, ponieważ może ona wpłynąć na czułość i precyzję testu. Studzienki odsączono na papierze absorpcyjnym w celu usunięcia resztek kropel, po czym do każdej studzienki dodano 200 pl roztworu substratu i inkubowano przez 15 minut w temperaturze pokojowej. Reakcja enzymatyczna została zatrzymana przez dodanie 100 pl roztworu zatrzymującego do każdego dołka.

Dno płytki zostało wytarte czystą chusteczką w celu usunięcia odcisków palców lub zanieczyszczeń, ponieważ smugi na dnie płytki mogą znacząco zmienić odczyty absorbancji. Płytkę odczytywano przy długości fali 450 nm z odnośnikiem przy 650 nm przy użyciu czytnika Ultra Microplate Reader (Bio-Tek Instruments, USA), w ciągu 10 minut po dodaniu roztworu zatrzymującego.

2.3 Ocena histologiczna jądra

Prawe jądra wszystkich próbek zostały zanurzone w roztworze Bouina na 24 godziny. Roztwór Bouina, który został użyty jako utrwalacz, został przygotowany przez dodanie 750 ml kwasu pikrynowego (Sigma-Aldrich Inc., U.S.A.) do 250 ml 37 % formaldehydu (Merck, Niemcy) i 50 ml lodowatego kwasu octowego (Merck, Niemcy). Mieszaninę wymieszano i przechowywano w butelce do późniejszego użycia. Utrwalanie w zanurzeniu zostało wykonane przez nakłucie tunica albuginea każdego jądra 18-igłową strzykawką około sześć razy i umieszczenie jądra w utrwalaczu. Po 24 godzinach zanurzenia jądra były krojone ostrym ostrzem chirurgicznym i umieszczane w kasecie histologicznej. Tkanki w utrwalaczu Bouina moczono w 70 % etanolu przez siedem dni z codzienną zmianą 70 % etanolu w celu usunięcia utrwalacza Bouina z tkanki. Późniejsze przetwarzanie tkanek obejmowało moczenie tkanek w rosnącym stopniu etanolu (70 %, 95 % i 100 %) przez dwie godziny z dwiema zmianami w odstępie jednej godziny w celu odwodnienia tkanki. Następnie tkankę umieszczono w ksylenie na trzy godziny z trzema zmianami ksylenu w odstępach jednej godziny. Następnie tkankę przenoszono do ciepłej parafiny z trzema zmianami w odstępach jednogodzinnych, a następnie zatapiano w świeżej parafinie za pomocą dozownika parafiny (Sakura Tissue-Tek TEC, Japonia). Zestalone parafinowe tkanki były cięte na plasterki o grubości 5 pm na mikrotomie (Leica RM2145, Niemcy). Plastry zatopione w parafinie były następnie pozostawiane w łaźni wodnej (Fisher Tissue Prep Model 135, U.S.A) w temperaturze 50°C, aby uzyskać rozszerzenie przekroju w celu skompensowania kompresji spowodowanej podczas cięcia. Wycinki były zbierane na czyste szkiełka i umieszczane na podgrzewaczu do szkiełek (Cole-Parmer, U.S.A) w temperaturze 60 °C w celu usunięcia kropli wody z wycinka. Następnie szkiełka były barwione.

2.3.1 Barwienie hematoksyliną i eozyną (H&E)

Wycinki na szkiełkach mikroskopowych barwiono przy użyciu standardowej procedury barwienia hematoksyliną i eozyną (H&E). Najpierw wycinki poddawano deparafinacji w ksylenie. Następnie skrawki moczono w malejącym stężeniu etanolu (100 %, 95 %, 90 % i 80 % etanolu) w odstępach dwuminutowych w celu ponownego uwodnienia tkanki. Odcinki płukano w bieżącej wodzie przez pięć minut, a następnie barwiono zmodyfikowaną hematoksyliną Harrisa (Richard-Allan Scientific, U.S.A.) przez 20 minut. Po tym czasie sekcje ponownie płukano przez pięć minut w bieżącej wodzie, a następnie różnicowano w 1 % kwaśnym alkoholu, po czym przemywano wodą z kranu. Następnie sekcje zanurzano w wodzie amoniakalnej na 10 sekund w celu zabarwienia na niebiesko, po czym spłukiwano wodą z kranu. Sekcje były następnie barwione alkoholową eozyną Y (Richard-Allan Scientific, U.S.A.) przez dwie minuty i odwadniane w rosnącej ilości etanolu (90 %, 95 % i 100 %), a następnie ksylenem w celu oczyszczenia szkiełek. Sekcje zostały utrwalone za pomocą DPX (BDH Laboratory supplies, Anglia) i nałożono szkiełko nakrywkowe w celu ochrony i zachowania sekcji.

2.3.2 Analiza slajdów

Szkiełka były badane pod kątem różnic morfologicznych między szczurami leczonymi leptyną a szczurami kontrolnymi (rysunek 2.3). Średnicę kanalików nasiennych (STD) i wysokość nabłonka nasiennego (SEH) mierzono za pomocą analizatora obrazu (Leica, Niemcy). Średnicę kanalików nasiennych mierzono w dwóch miejscach (rysunek 2.3) w 20 poprzecznie przeciętych kanalikach na szkiełko, z których obliczano średnią średnicę. Wysokość nabłonka nasieniowodów mierzono od błony podstawnej do powierzchni nabłonka w dwóch różnych miejscach i wyrażono jako średnią z dwóch pomiarów (rysunek 2.3).

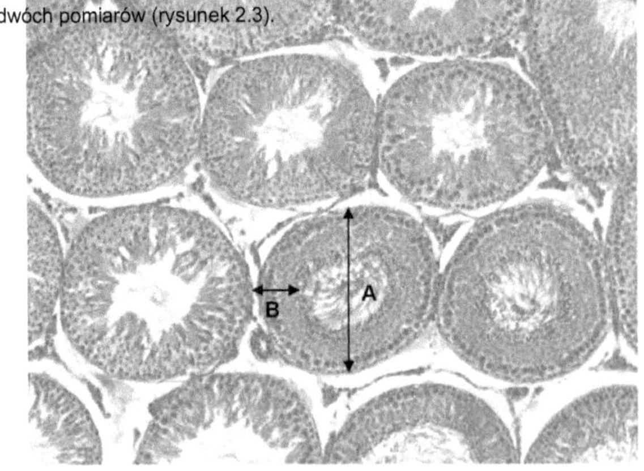

Rysunek 2.3: Przekrój histologiczny jądra.

Uwaga: (A) Średnica kanalików nasiennych, (B) Wysokość nabłonka nasiennego.

2.4 Analiza spermy

2.4.1 Liczba plemników

W celu policzenia plemników, ogonowe najądrza najpierw rozdrabniano ostrymi nożyczkami w 2 ml zwykłego roztworu soli fizjologicznej, a następnie mieszaninę filtrowano przez 80-pm siatkę nylonową. Do przesączu dodano dwie krople eozyny Y i pozostawiono na 30 minut. Z wybarwionej zawiesiny najądrza pobierano pipetą (używaną do oznaczania liczby białych krwinek) porcję do kreski 0,5, a następnie rozcieńczano w soli fizjologicznej do poziomu oznaczonego na pipecie cyfrą 11. Po dokładnym wymieszaniu zawiesinę umieszczano w komorze Neubauera (Hawksley, Anglia). Komora Neubauera została umieszczona pod mikroskopem i oglądana przy powiększeniu 400. Obliczano średnią liczbę plemników w ośmiu kwadratach o powierzchni 0,1 cm2 i wyrażano ją w milionach/ml po skorygowaniu o rozcieńczenie (x 20).

2.4.2 Morfologia plemników

W celu zbadania morfologii plemników, jedną kroplę tej samej zawiesiny umieszczano na czystym szkiełku i przygotowywano rozmaz. Szkiełka suszono na powietrzu, kodowano, a następnie poddawano badaniu. W sumie 200 plemników od każdego zwierzęcia badano pod mikroskopem świetlnym przy powiększeniu 400. Plemniki sklasyfikowano jako prawidłowe i nieprawidłowe (rysunek 2.4). Normalne plemniki szczurów mają złożoną, hakowatą główkę i stosunkowo długi ogon. Nieprawidłowości można sklasyfikować jako dotyczące główki, części środkowej lub ogona. Nieprawidłowości w główce mogą być hakowate, w kształcie banana, mikrocefalii, podwójnej główki plemnika lub defektu na połączeniu cefalo-kaudalnym plemnika. Podobnie, kategoria nieprawidłowego ogona obejmuje normalny ogon, ale ogon oddzielony od głowy, zwinięty, podwójny ogon lub ogon złamany.

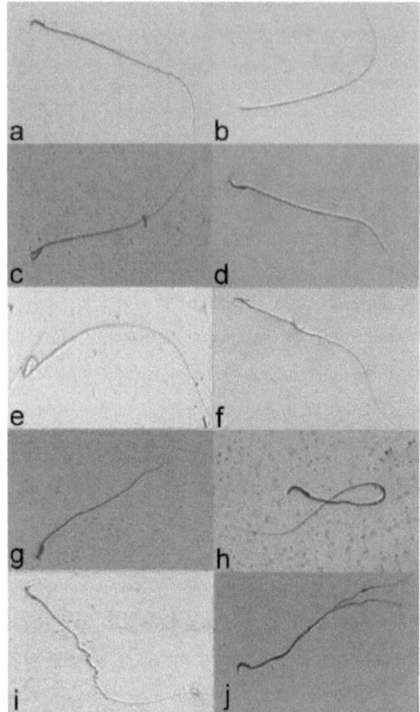

Rysunek 2.4: Prawidłowe i nieprawidłowe plemniki szczura.

Uwaga: (a) plemniki prawidłowe, (b) plemniki bez główki, (c) plemniki z podwójną główką, (d) plemniki bez haczyków, (e) połączenie cefalo cauda, (f) plemniki z mikrocefalią, (g) plemniki w kształcie banana, (h) zwinięty ogon, (i) złamany ogon, (j) podwójny ogon.

2.5 Analizy statystyczne

Masa ciała, spożycie pokarmu i wody były analizowane przy użyciu analizy wariancji metodą powtarzanych pomiarów (ANOVA) z testem *post hoc* Tukeya. Jednoczynnikowa ANOVA została użyta do obliczenia istotnych różnic w każdym punkcie czasowym. Istotność statystyczną przyjęto przy $p<0,05$.

Wyniki oznaczeń hormonów w surowicy krwi, masy narządów, badania histopatologicznego jąder i nasienia analizowano przy użyciu wielowariantowej analizy wariancji (ANOVA) z testem *post hoc* Tukeya. Istotność statystyczną przyjęto przy $p<0,05$.

ROZDZIAŁ TRZECI
WYNIKI

3.1 Masa ciała

Niewielki wzrost masy ciała był widoczny u wszystkich szczurów w ciągu siedmiodniowego okresu badania (rysunek 3.1). Jednakże, nie zaobserwowano znaczących różnic pomiędzy

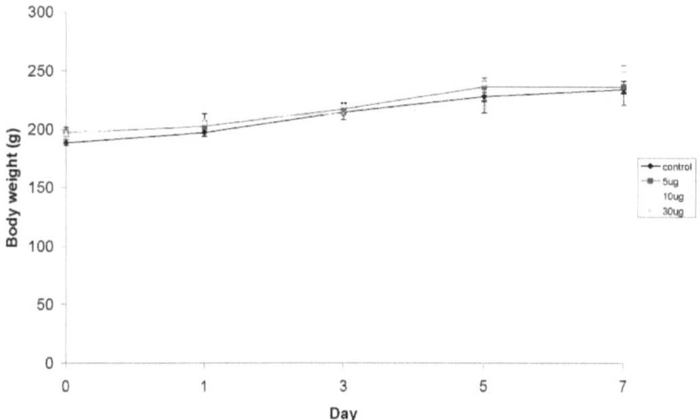

zwierzętami leczonymi leptyną a ich dopasowanymi wiekowo kontrolami lub pomiędzy różnymi grupami leczonymi leptyną.

Rys. 3.1: Masa ciała szczurów kontrolnych i leczonych leptyną podczas 7-dniowego okresu leczenia.

Średnia masa ciała wzrosła w ciągu 15-dniowego okresu badania we wszystkich grupach (rysunek 3.2). Masa ciała była wyższa od dziewiątego dnia we wszystkich grupach w porównaniu z ich odpowiednimi masami w dniach 0 i 1. Jednakże w okresie badania nie zaobserwowano znaczących różnic w masie ciała między szczurami leczonymi leptyną a ich dopasowanymi wiekowo kontrolami.

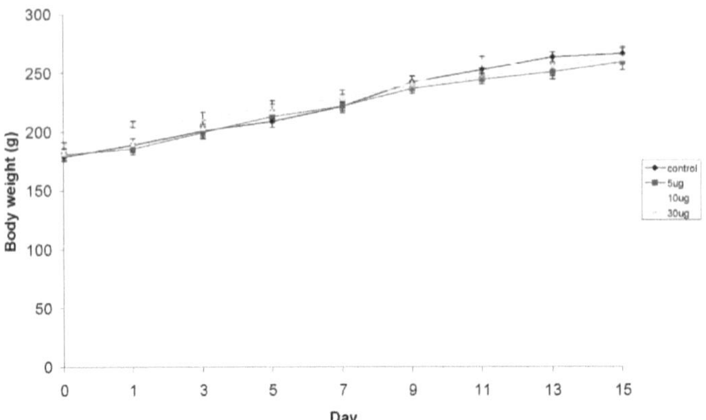

Rys. 3.2: Masa ciała szczurów kontrolnych i leczonych leptyną podczas 15-dniowego okresu leczenia.

Masa ciała wzrosła znacząco u wszystkich szczurów w okresie 42 dni (rysunek 3.3). Chociaż masa ciała była konsekwentnie niższa w grupach leczonych leptyną, statystycznie istotna różnica w stosunku do kontroli była widoczna tylko u szczurów, którym podawano 5 pg leptyny. Nie zaobserwowano istotnych różnic w średnich masach ciała pomiędzy grupami leczonymi leptyną w okresie badania.

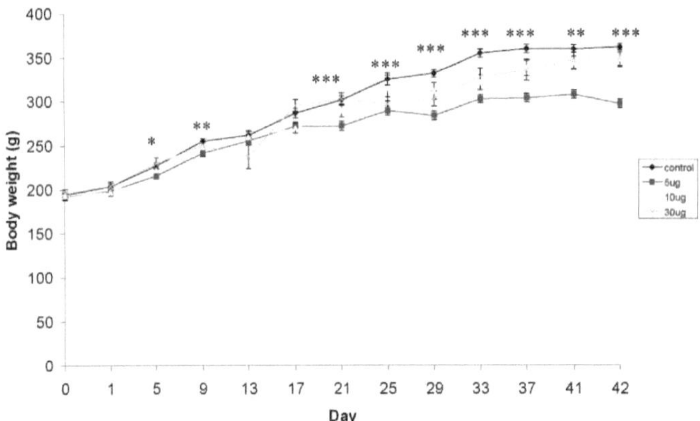

3.2 Spożycie żywności

Spożycie pokarmu wzrastało nieznacznie w okresie badania we wszystkich grupach (rysunek 3.4). Nie stwierdzono istotnych różnic w spożyciu pokarmu pomiędzy szczurami kontrolnymi a szczurami leczonymi leptyną, z wyjątkiem pierwszego dnia, kiedy to średnie spożycie pokarmu było znacząco wyższe u szczurów, którym podano 5 pg leptyny, w porównaniu do spożycia u szczurów kontrolnych.

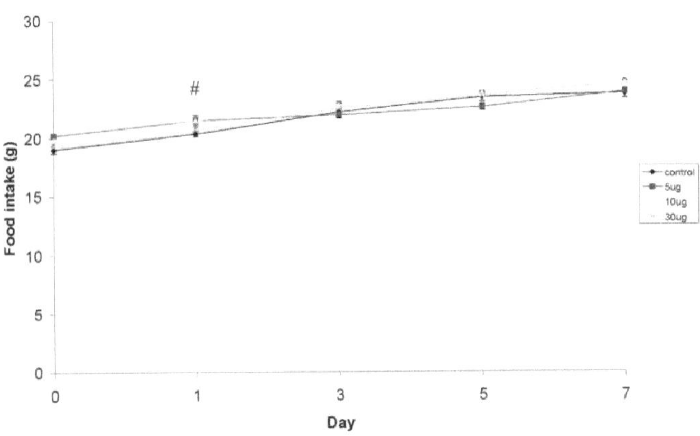

# p<0.05, porównanie pomiędzy kontrolą i 10 pg

Rysunek 3.4: Spożycie pokarmu u szczurów kontrolnych i leczonych leptyną podczas 7-dniowego okresu leczenia.

Spożycie pokarmu wzrosło nieznacznie w ciągu 15-dniowego okresu badania we wszystkich grupach, szczególnie w ciągu pierwszych pięciu dni badania (rysunek 3.5). Spożycie pokarmu było znacząco niższe w dniach 1, 3 i 5 u szczurów, którym podawano 5 pg leptyny, w porównaniu do spożycia w tych samych dniach w grupach kontrolnych. Jednakże, nie zaobserwowano znaczących różnic ani pomiędzy grupami leczonymi leptyną, ani pomiędzy grupami, którym podawano 10 i 30 pg leptyny, a grupami kontrolnymi.

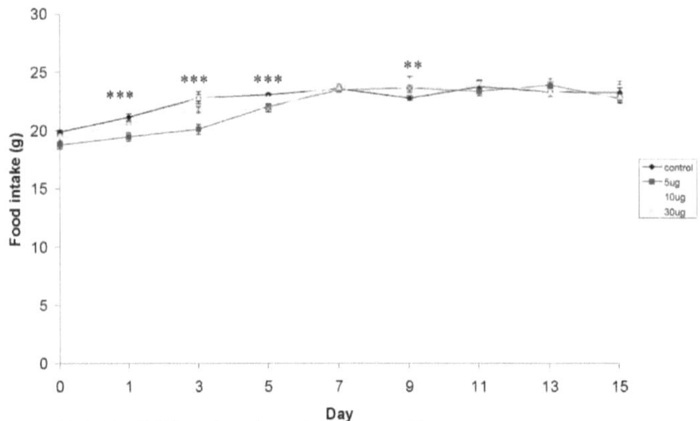

1 p<0.01, ** *** p<0.001, porównanie pomiędzy kontrolą i 5 pg

Rys. 3.5: Spożycie pokarmu u szczurów kontrolnych i leczonych leptyną podczas 15-dniowego okresu leczenia.

Spożycie pokarmu wzrastało w ciągu 42-dniowego okresu badania we wszystkich grupach (rysunek 3.6). Jednak porównując spożycie pokarmu w różnych grupach, spożycie pokarmu było znacząco niższe w dniach 5, 17, 21, 37 i 42 u szczurów, którym podawano 10 pg leptyny, w porównaniu z odpowiadającymi im grupami kontrolnymi. Spożycie pokarmu było również niższe w dniach 5, 9, 21, 33, 37, 41 i 42 u szczurów, którym podawano 30 pg leptyny w porównaniu z odpowiadającymi im grupami kontrolnymi. Spożycie pokarmu u szczurów, którym podawano 10 pg leptyny było znacząco niższe w dniach 13, 17, 25 i 42, ale wyższe w dniu 41 w porównaniu do szczurów, którym podawano 5 pg leptyny. Spożycie pokarmu przez szczury, którym podawano 30 pg leptyny, było również niższe w dniach 5, 9, 13, 17, 29, 33 i 42 w porównaniu ze szczurami, którym podawano 5 pg leptyny. Ogólnie rzecz biorąc, spożycie pokarmu było nieco niższe u szczurów, którym podawano leptynę.

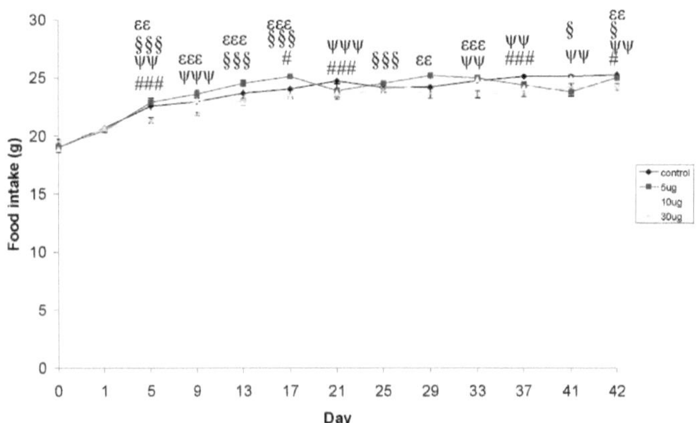

# p<0,05, ### p<0,001, porównanie pomiędzy kontrolą i 10 pg

ΦΦ p<0,01, φφ p<0,001, porównanie pomiędzy kontrolą i 30 pg

§ p<0,05, §§§ p<0,001, porównanie między 5 pg i 10 pg

££ p<0.01, ££ p<0.001, porównanie pomiędzy 5 pg i 30 pg

Rysunek 3.6: Spożycie pokarmu u szczurów kontrolnych i leczonych leptyną podczas 42-dniowego okresu leczenia.

3.3 Pobór wody

Pobór wody wzrastał nieznacznie wraz z wiekiem szczurów (rysunek 3.7), ale nie zaobserwowano istotnych różnic w poborze wody pomiędzy szczurami kontrolnymi i szczurami, którym podawano leptynę.

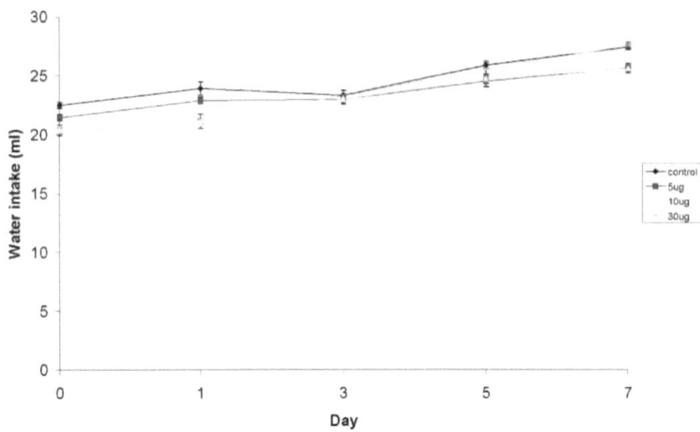

Rysunek 3.7: Pobór wody u szczurów kontrolnych i leczonych leptyną podczas 7-dniowego okresu leczenia.

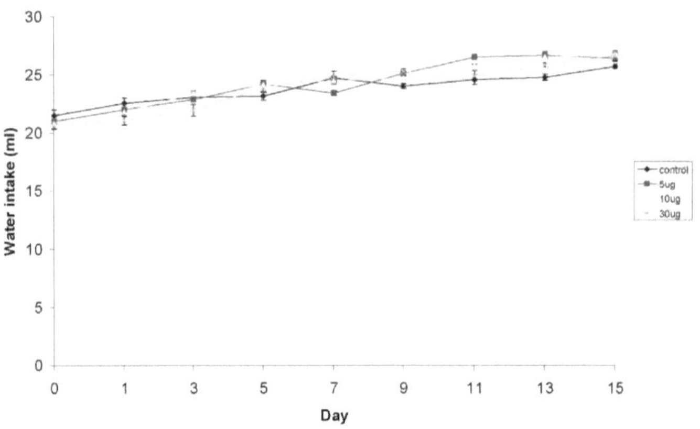

Pobór wody wzrastał wraz z wiekiem we wszystkich grupach szczurów (rysunek 3.8). Nie zaobserwowano jednak istotnych różnic w pobraniu wody pomiędzy grupą kontrolną a grupą leczoną leptyną.

Rysunek 3.8: Pobór wody u szczurów kontrolnych i leczonych leptyną podczas 15-dniowego okresu leczenia.

Pobranie wody zwiększało się wraz z wiekiem w grupach kontrolnych i leczonych leptyną (rysunek 3.9). Jednak w porównaniu do kontroli, spożycie wody było niższe u szczurów leczonych leptyną w niektóre dni. Ponadto, spożycie wody u szczurów, którym podawano 10 i 30 pg leptyny było znacząco niższe w porównaniu z pobraniem u szczurów, którym podawano 5 pg leptyny. Pobranie wody u szczurów, którym podawano 30 pg leptyny było istotnie wyższe w dniach 5, 9, 13 i 17, ale istotnie niższe w dniach 21, 25 i 41 w porównaniu z pobraniem w tych samych dniach u szczurów, którym podawano 10 pg leptyny.

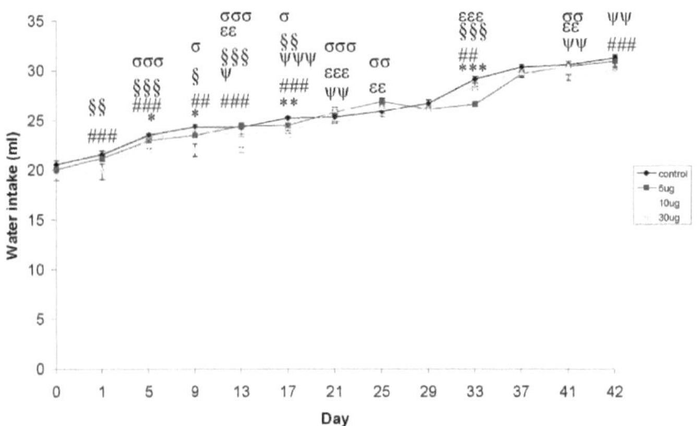

* p<0,05, ** p<0,01, *** p<0,001, porównanie pomiędzy grupą kontrolną i grupą 5 pg

p<0,01, ### p<0,001, porównanie pomiędzy grupą kontrolną i grupą 10 pg

ф p<0,05, фф p<0,01, фф p<0,001, porównanie pomiędzy grupą kontrolną i grupą 30 pg

§ p<0,05, §§ p<0,01, §§ p<0,001, porównanie pomiędzy grupą 5 pg i 10 pg

£ £ p<0,01, £ £ p<0,001, porównanie pomiędzy grupą 5 pg i 30 pg

o p<0,05, oo p<0,01, ooo p<0,001, porównanie pomiędzy grupą 10 pg i 30 pg

Rysunek 3.9: Pobór wody u szczurów kontrolnych i leczonych leptyną podczas 42-dniowego okresu leczenia.

3.4 Oznaczanie stężenia hormonów w surowicy

3.4.1 Poziom leptyny w surowicy krwi

Poziomy leptyny w surowicy były konsekwentnie wyższe wraz ze wzrostem kategorii wiekowej szczurów kontrolnych (Tabela 3.1; Rysunek 3.10). Nie zaobserwowano istotnych różnic w poziomach leptyny między szczurami, którym podawano leptynę przez 7 i 42 dni, a ich odpowiednimi kontrolami. Jednakże u szczurów, którym podawano leptynę przez 15 dni, poziomy leptyny w surowicy były niższe niż u ich dopasowanych wiekowo kontroli oraz u szczurów otrzymujących 5 i 30 pg leptyny.

Tabela 3.1: Poziom leptyny w surowicy (ng/ml) u szczurów kontrolnych i leczonych leptyną.

grupa	0 dzień	7 dni	15 dni	42 dni
kontrola	1.46 ± 0.03	1.53 ± 0.06	1.77 ± 0.05	2.06 ± 0.04
5 pg		1.47 ± 0.03	1.49 ± 0.03	2.04 ± 0.29
10 pg		1.47 ± 0.03	1.65 ± 0.13	2.18 ± 0.36
30 pg		1.49 ± 0.02	1.51 ± 0.03	1.84 ± 0.10

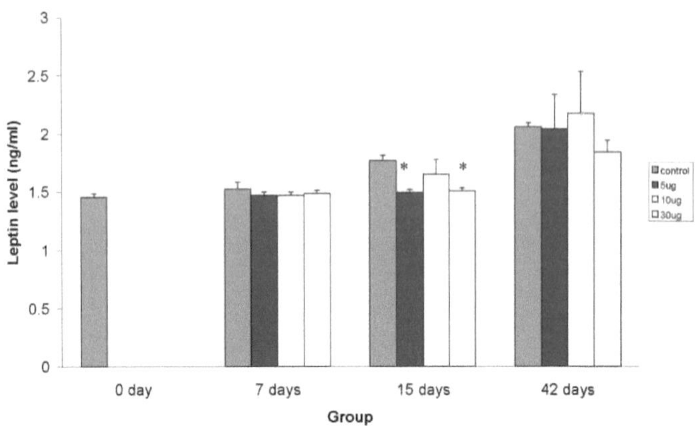

* p<0,05, w porównaniu do kontroli w grupie 15-dniowej

Rysunek 3.10: Średni poziom leptyny w surowicy krwi u szczurów kontrolnych i leczonych leptyną.

3.4.2 Poziom hormonu stymulującego pęcherzyki jajnikowe (FSH) w surowicy

Poziom FSH w surowicy był konsekwentnie wyższy w każdej wzrastającej kategorii wiekowej szczurów w grupie kontrolnej (Tabela 3.2; Rysunek 3.11). Podobne tendencje były również widoczne u szczurów leczonych leptyną. W porównaniu z dopasowanymi wiekowo kontrolami, średnie poziomy FSH w surowicy były znacząco wyższe we wszystkich grupach leczonych leptyną. Średnie poziomy FSH w surowicy były również istotnie wyższe u szczurów, którym podawano 30 pg leptyny przez 42 dni, w porównaniu do tych, którym w tym samym okresie podawano 5 pg leptyny.

Tabela 3.2: Poziom hormonu folikulotropowego (FSH) w surowicy (mIU/ml) u szczurów kontrolnych i leczonych leptyną.

Grupa	0 dzień	7 dni	15 dni	42 dni
Kontrola	0.06 ± 0.003	0.07 ± 0.003	0.11 ± 0.004	0.14 ± 0.003
5 pg		0.09 ± 0.004	0.13 ± 0.003	0.14 ± 0.003
10 pg		0.10 ± 0.003	0.14 ± 0.003	0.15 ± 0.003
30 pg		0.10 ± 0.005	0.14 ± 0.003	0.16 ± 0.003

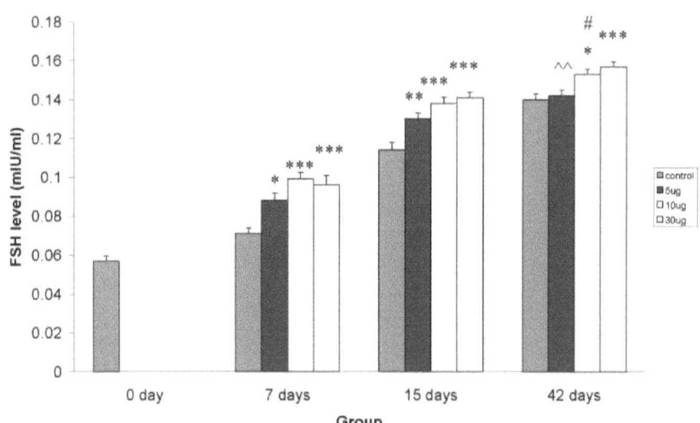

* p<0,05, ** p<0,01, *** p<0,001 w porównaniu do odpowiednich kontroli

# p<0,05, porównanie pomiędzy 5 pg i 10 pg w odpowiednich grupach

^^ p<0,01, porównanie pomiędzy 30 pg i 5 pg w odpowiednich grupach

Rysunek 3.11: Średni poziom hormonu folikulotropowego (FSH) w surowicy krwi szczurów kontrolnych i leczonych leptyną.

3.4.3 Stężenie hormonu luteinizującego (LH) w surowicy.

Średnie poziomy LH w surowicy w kontrolach były konsekwentnie wyższe z każdą rosnącą kategorią wiekową (Tabela 3.3; Rysunek 3.12). Nie wykazano istotnych różnic w średnim poziomie LH w surowicy krwi między kontrolami a szczurami, którym podawano różne dawki leptyny przez siedem dni. Jednakże średnie stężenie LH w surowicy u szczurów, którym podawano 30 pg leptyny przez 15 dni, było istotnie wyższe niż u dopasowanych wiekowo kontroli (p<0,05), a także u szczurów, którym podawano 5 i 10 pg leptyny. Podobnie u szczurów, którym podawano leptynę przez 42 dni, średnie stężenie LH w surowicy było istotnie wyższe u szczurów, którym podawano 30 pg leptyny w porównaniu do kontroli dobranych pod względem wieku oraz szczurów, którym podawano 5 i 10 pg leptyny.

Tabela 3.3: Poziom hormonu luteinizującego (LH) w surowicy (mIU/ml) u szczurów kontrolnych i leczonych leptyną.

grupa	0 dzień	7 dni	15 dni	42 dni
kontrola	0.17 ± 0.004	0.21 ± 0.008	0.32 ± 0.005	0.38 ± 0.008
5 pg		0.22 ± 0.007	0.32 ± 0.005	0.38 ± 0.004
10 pg		0.22 ± 0.005	0.32 ± 0.006	0.40 ± 0.002
30 pg		0.23 ± 0.006	0.34 ± 0.003	0.42 ± 0.006

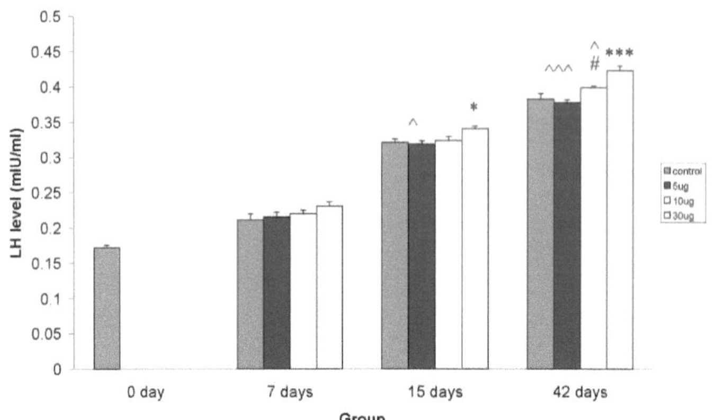

* p<0,05, *** p<0,001, w porównaniu do odpowiednich kontroli

# p<0,05, porównanie pomiędzy 5 pg i 10 pg w odpowiednich grupach

^{n}p<0.05, лл $^{p<0}$001, porównanie pomiędzy 30 pg i 5, 10 pg

Rysunek 3.12: Średni poziom hormonu luteinizującego (LH) w surowicy krwi szczurów kontrolnych i leczonych leptyną.

3.4.3 Poziom testosteronu w surowicy

Średnie poziomy testosteronu w surowicy w różnych grupach przedstawiono w tabeli 3.4 i na rysunku 3.13. Poziom testosteronu w grupach kontrolnych był wyższy z każdą rosnącą kategorią wiekową. Chociaż średnie poziomy testosteronu w surowicy u szczurów leczonych leptyną, szczególnie po 15 i 42 dniach leczenia, wydawały się nieco niższe niż u ich dopasowanych wiekowo kontroli, statystycznie istotna różnica była widoczna tylko między kontrolami a szczurami leczonymi 15-dniowo, którym podano 30 pg leptyny.

Tabela 3.4: Poziom testosteronu w surowicy (ng/ml) u szczurów kontrolnych i leczonych leptyną.

Grupa	0 dzień	7 dni	15 dni	42 dni
Kontrola	0.64 ± 0.06	0.74 ± 0.06	0.98 ± 0.03	1.02 ± 0.02
5 pg		0.84 ± 0.05	0.91 ± 0.03	0.94 ± 0.08
10 pg		0.82 ± 0.03	0.90 ± 0.03	0.98 ± 0.03
30 pg		0.77 ± 0.02	0.83 ± 0.04	0.97 ± 0.02

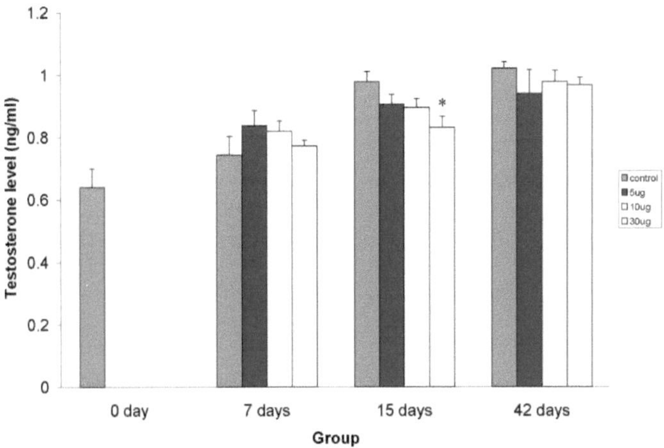

* p<0,05, porównanie między 30 pg a kontrolą w grupie 15-dniowej

Rysunek 3.13: Średni poziom testosteronu w surowicy krwi u szczurów kontrolnych i leczonych leptyną.

3.5 Masa narządu rozrodczego

3.5.1 Waga jądra

Średnia względna masa jąder w grupach kontrolnych i leczonych leptyną wydaje się zmniejszać wraz z wiekiem, na co wskazują niższe wartości z każdą kategorią zaawansowania (Tabela 3.5; Rysunek 3.14). Jednakże, nie zaobserwowano znaczących różnic w masie jąder między szczurami kontrolnymi a szczurami leczonymi leptyną, z wyjątkiem szczurów, którym podawano 5 pg leptyny przez 42 dni, gdzie średnia względna masa jąder była znacząco wyższa niż w grupie otrzymującej 30 pg leptyny.

Tabela 3.5: Średnia względna masa jądra (g/100 g masy ciała) u szczurów kontrolnych i leczonych leptyną.

grupa	0 dzień	7 dni	15 dni	42 dni
kontrola	1.23 ± 0.05	1.10 ± 0.03	1.04 ± 0.02	0.87 ± 0.01
5 pg		1.08 ± 0.03	1.06 ± 0.02	0.96 ± 0.03
10 pg		0.99 ± 0.04	1.03 ± 0.06	0.91 ± 0.03
30 pg		1.09 ± 0.03	1.02 ± 0.03	0.83 ± 0.03

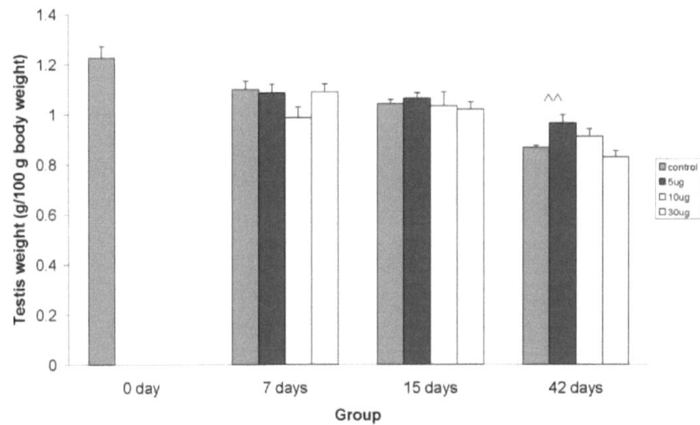

^^ p<0,01, porównanie między 30 pg i 5 pg w grupie 42-dniowej

Rysunek 3.14: Średnia względna masa jąder u szczurów kontrolnych i leczonych leptyną.

3.5.2 Masa najądrza

Średnia względna masa najądrza była nieznacznie niższa u szczurów kontrolnych w 7, 15 i 42 dniu w porównaniu z masą w dniu 0 (Tabela 3.6; Rysunek 3.15). Podawanie leptyny nie wpłynęło istotnie na masę najądrza, z wyjątkiem dnia 42, w którym średnia względna masa najądrza u szczurów leczonych 5 pg leptyny była istotnie wyższa niż u dopasowanych wiekowo kontroli i szczurów leczonych 10 pg leptyny.

Tabela 3.6: Średnia względna masa najądrzy (g/100 g masy ciała) u szczurów kontrolnych i leczonych leptyną.

Grupa	0 dzień	7 dni	15 dni	42 dni
kontrola	0.34 ± 0.02	0.30 ± 0.02	0.31 ± 0.01	0.33 ± 0.008
5 pg		0.31 ± 0.01	0.30 ± 0.003	0.38 ± 0.01
10 pg		0.29 ± 0.005	0.30 ± 0.01	0.31 ± 0.009
30 pg		0.29 ± 0.02	0.32 ± 0.01	0.34 ± 0.02

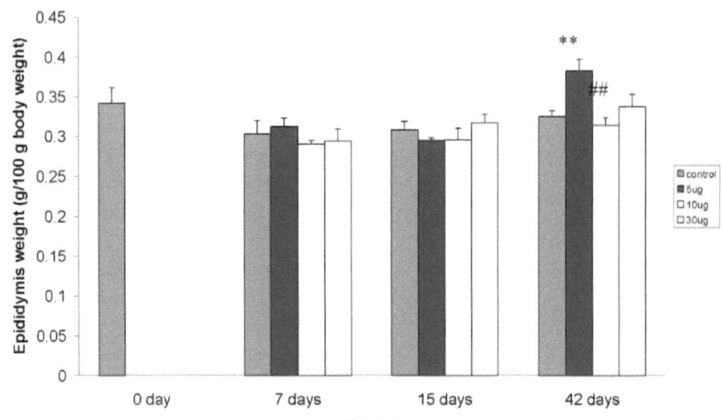

** p<0,01, w porównaniu do kontroli w grupie 42-dniowej

p<0,01, porównanie pomiędzy 5 pg i 10 pg w grupie 42-dniowej

Rysunek 3.15: Średnia względna masa najądrzy u szczurów kontrolnych i leczonych leptyną.

3.5.3 Waga gruczołu krokowego

W grupie kontrolnej masa gruczołu krokowego była wyższa w każdej wzrastającej kategorii wiekowej szczurów (Tabela 3.7; Rysunek 3.16). Podobną tendencję zaobserwowano również u szczurów leczonych leptyną. Nie wykazano jednak istotnych różnic w średniej masie gruczołu krokowego między grupą kontrolną a szczurami, którym podawano leptynę przez 7 i 42 dni. Średnia masa gruczołu krokowego u szczurów, którym podawano 5 pg leptyny przez 15 dni, była jednak istotnie niższa w porównaniu z masą u dopasowanych wiekowo szczurów kontrolnych (p<0,01) i szczurów z grupy 10 pg (p<0,05).

Tabela 3.7: Średnia względna masa gruczołu krokowego (g/100 g masy ciała) u szczurów kontrolnych i leczonych leptyną.

grupa	0 dzień	7 dni	15 dni	42 dni
kontrola	0.13 ± 0.006	0.18 ± 0.02	0.20 ± 0.006	0.19 ± 0.01
5 pg		0.14 ± 0.01	0.16 ± 0.004	0.19 ± 0.01
10 pg		0.17 ± 0.01	0.19 ± 0.01	0.18 ± 0.01
30 pg		0.16 ± 0.007	0.18 ± 0.01	0.19 ± 0.006

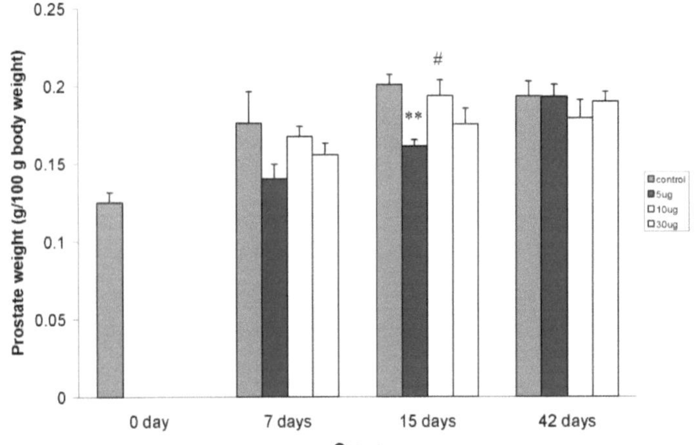

** p<0,01, w porównaniu do odpowiedniej kontroli w grupie 15-dniowej

# p<0,05, porównanie między 5 pg i 10 pg w grupie 15-dniowej

Rys. 3.16: Średnia względna masa gruczołu krokowego u szczurów kontrolnych i leczonych leptyną.

3.5.4 Masa pęcherzyka nasiennego

Masa pęcherzyków nasiennych zwiększała się wraz ze wzrostem wieku szczurów (Tabela 3.8; Rysunek 3.17). W przypadku leczenia leptyną nie zaobserwowano istotnych zmian w średniej względnej masie pęcherzyków nasiennych między szczurami leczonymi leptyną przez 15 i 42 dni a odpowiednimi kontrolami. Średnia masa pęcherzyków nasiennych u szczurów, którym podawano 30 pg leptyny przez siedem dni, była znacząco niższa w porównaniu z ich dopasowanymi wiekowo kontrolami i szczurami, którym podawano 5 pg leptyny (p<0,05).

Tabela 3.8: Średnia względna masa pęcherzyków nasiennych (g/100 g masy ciała) u szczurów kontrolnych i leczonych leptyną.

Grupa	0 dzień	7 dni	15 dni	42 dni
Kontrola	0.14 ± 0.006	0.16 ± 0.009	0.16 ± 0.004	0.18 ± 0.009
5 pg		0.15 ± 0.008	0.15 ± 0.004	0.17 ± 0.004
10 pg		0.15 ± 0.004	0.16 ± 0.012	0.16 ± 0.005
30 pg		0.13 ± 0.003	0.16 ± 0.005	0.16 ± 0.005

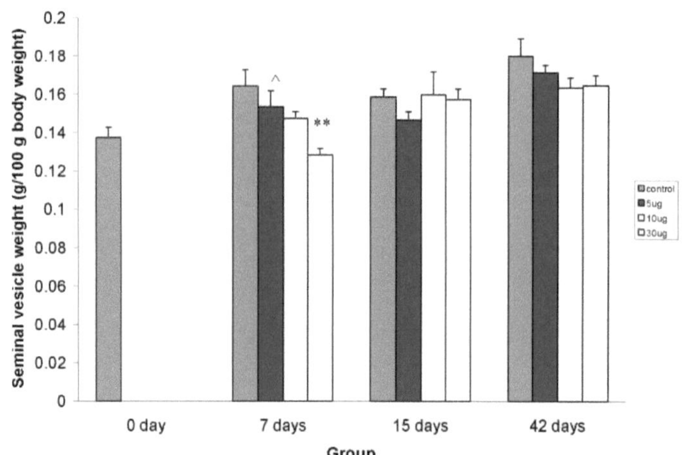

** p<0,01, w porównaniu do odpowiedniej kontroli w grupie 7-dniowej

^ p<0,05, porównanie między 30 pg i 5 pg w grupie 7-dniowej

Rys. 3.17: Średnia względna masa pęcherzyków nasiennych u szczurów kontrolnych i leczonych leptyną.

3.5 Analiza histomorfometryczna kanalików nasiennych

3.6.1 Średnica kanalików nasiennych (STD)

W grupie kontrolnej, STD była wyższa z każdą wzrastającą kategorią wiekową (Tabela 3.9; Rysunek 2.18). Podobna tendencja była również widoczna u szczurów leczonych leptyną.

Jednakże STD była konsekwentnie niższa u szczurów leczonych leptyną w porównaniu do ich dopasowanych wiekowo kontroli. Średnie STD u szczurów, którym podawano 30 pg leptyny, było znacząco niższe w porównaniu z odpowiednimi kontrolami w trzech okresach badania (p<0,01), a także w porównaniu ze szczurami, którym podawano 5 pg leptyny przez 15 i 42 dni (odpowiednio P<0,05 i <0,001). Średnie STD u szczurów, którym podawano 10 pg leptyny, było istotnie niższe niż u szczurów z grupy kontrolnej w grupach 7- i 42-dniowej. Średnie STD u szczurów, którym podawano 10 pg leptyny, było również istotnie niższe niż u szczurów, którym podawano 5 pg leptyny, w grupach 7- i 42-dniowych.

Tabela 3.9: Średnica kanalików nasiennych (pm) u szczurów kontrolnych i leczonych leptyną.

Grupa	dzień0	dzień7	dzień15	dzień42
Kontrola	97.92 ± 2.21	106.74 ± 1.61	108.82 ± 2.03	121.78 ± 0.52
5 pg		104.34 ± 1.25	108.41 ± 0.84	116.98 ± 1.56
10 pg		96.79 ± 1.36	106.32 ± 1.68	107.38 ± 0.93
30 pg		100.07 ± 2.29	100.81 ± 2.08	108.79 ± 0.85

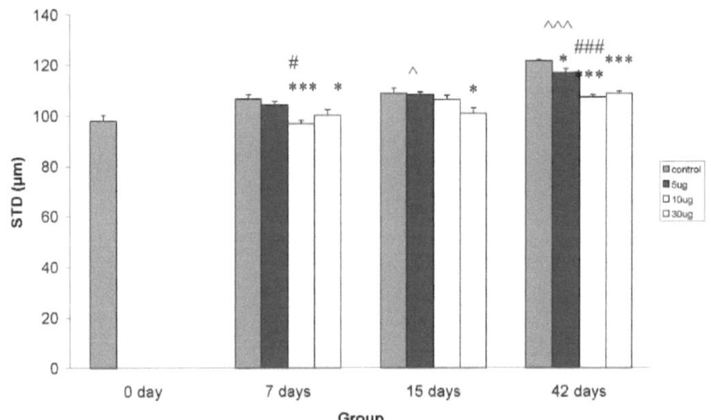

* p<0,05, *** p<0,001, w porównaniu do odpowiednich kontroli

# p<0,05, ### p<0,001, porównanie pomiędzy 5 pg i 10 pg w obrębie grupy

^n p<0,05, лл p<0,001, w porównaniu do szczurów, którym podano 30 pg w grupie

Rys. 3.18: Średnia wysokość kanalików nasiennych (STD) u szczurów kontrolnych i leczonych leptyną.

3.6.2 Wysokość nabłonka nasiennego (SEH)

Wysokość nabłonka nasiennego (SEH) w kontrolach była istotnie wyższa z każdą wzrastającą kategorią wiekową kontroli (Tabela 3.10; Rysunek 3.19). Nie wykazano istotnych różnic między szczurami, którym podawano różne dawki leptyny przez 5 i 15 dni, a odpowiednimi kontrolami. Jednakże u szczurów, którym podawano leptynę przez 42 dni, średnia SEH była znacząco niższa u szczurów, którym podawano 5 pg i 30 pg leptyny, w porównaniu ze średnią SEH u ich dopasowanych wiekowo kontroli lub u szczurów, którym podawano 10 pg leptyny (p<0,001). Średnia SEH w 42 dniu była również istotnie niższa u szczurów, którym podawano 30 pg leptyny w porównaniu do szczurów, którym podawano 5 pg leptyny.

Tabela 3.10: Wysokość nabłonka nasiennego (pm) u szczurów kontrolnych i leczonych leptyną.

Grupa	dzień0	dzień7	dzień15	dzień42
Kontrola	24.34 ± 0.80	25.71 ± 0.40	27.25 ± 0.59	32.78 ± 0.56
5 pg		25.38 ± 0.49	26.11 ± 0.45	29.70 ± 0.16
10 pg		23.20 ± 1.75	27.32 ± 0.37	32.61 ± 0.24
30 pg		24.57 ± 0.45	27.01 ± 0.22	27.59 ± 0.45

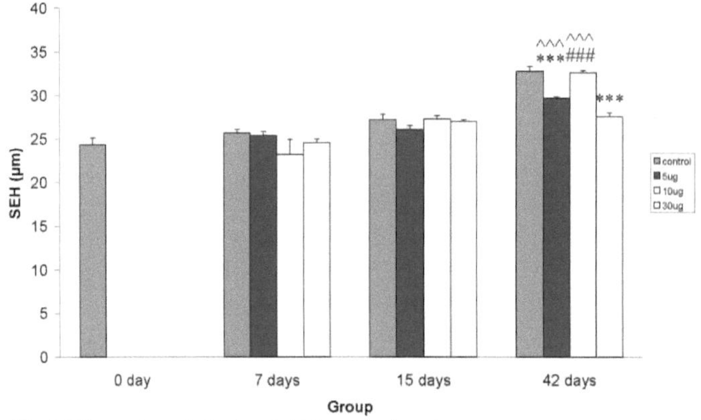

*** p<0.001, w porównaniu do odpowiedniej grupy kontrolnej

p<0.001, porównanie pomiędzy 5 pg i 10 pg w grupie 42-dniowej

^^^ p<0.001, porównanie między 30 pg a 5, 10 pg w grupie 42-dniowej

Rysunek 3.19: Średnia wysokość nabłonka nasiennego (SEH) u szczurów kontrolnych i leczonych leptyną.

3.7 Ocena nasienia

3.7.1 Liczba plemników

Liczba plemników wzrastała z wiekiem u szczurów kontrolnych (Tabela 3.11; Rysunek 3.20). Liczba plemników była znacząco niższa u wszystkich szczurów leczonych leptyną we wszystkich trzech okresach (p<0,001). Wydaje się, że po siedmiu dniach leczenia leptyną wystąpił efekt zależny od dawki.

Tabela 3.11: Liczba plemników (x 106/ml) u szczurów kontrolnych i leczonych leptyną.

Grupa	Dzień0	dzień7	dzień15	dzień42
Kontrola	7.95 ± 0.32	12.27 ± 0.64	14.43 ± 0.75	15.24 ± 0.13
5 pg		11.29 ± 0.59	10.02 ± 0.87	11.92 ± 0.57
10 pg		7.13 ± 0.52	8.53 ± 0.37	8.17 ± 0.58
30 pg		4.61 ± 0.43	9.25 ± 0.17	10.74 ± 0.50

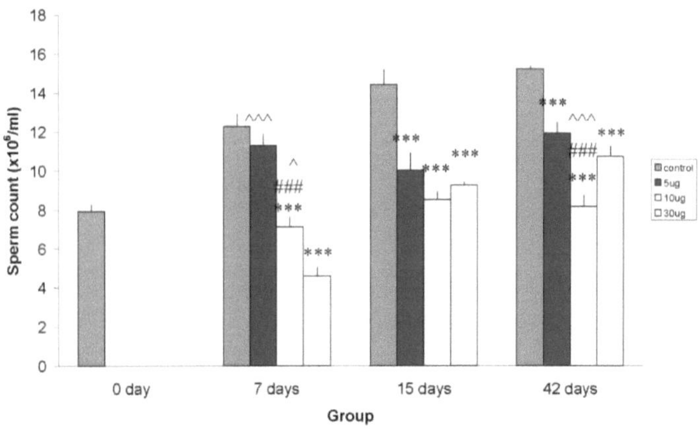

*** p<0,001, w porównaniu do odpowiedniej grupy kontrolnej

p<0.001, porównanie między 5 p i 10 pg

^n p<0.05, лл p<0.001, porównanie pomiędzy 30 pg i 5, 10 pg

Rysunek 3.20: Liczba plemników u szczurów kontrolnych i leczonych leptyną.

3.7.2 Morfologia plemników

Odsetek nieprawidłowych plemników w grupie kontrolnej wzrastał nieznacznie wraz z wiekiem, choć wzrost ten nie był istotny statystycznie (tabela 3.12; rysunek 3.21). Leczenie leptyną, zwłaszcza w dawce 30 pg, zwiększało odsetek nieprawidłowych plemników, zwłaszcza gdy podawano ją przez 42 dni. Odsetek nieprawidłowych plemników był istotnie wyższy u szczurów, którym podawano leptynę w dawce 30 pg przez 42 dni, w porównaniu z odsetkiem u szczurów kontrolnych dobranych pod względem wieku oraz u szczurów otrzymujących leptynę w dawkach 5 i 10 pg (p<0,001).

Tabela 3.12: Odsetek nieprawidłowych plemników (%) w grupie kontrolnej i u szczurów leczonych leptyną.

Grupa	Dzień0	dzień7	Dzień 15	dzień42
Kontrola	7.13 ± 0.56	8.06 ± 0.56	8.05 ± 1.08	8.44 ± 0.17
5 pg		6.73 ± 0.66	8.60 ± 0.38	8.70 ± 0.16
10 pg		7.73 ± 0.26	8.72 ± 0.26	8.89 ± 0.41
30 pg		9.04 ± 0.59	9.78 ± 0.83	11.06 ± 0.19

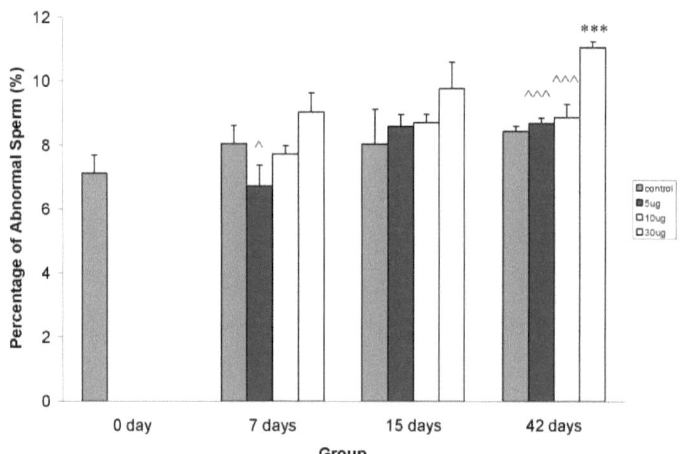

*** p<0.001, porównanie pomiędzy kontrolą i 30 pg

л p<0.05, лл p<0.001, porównanie pomiędzy 30 pg i 5, 10 pg

Rysunek 3.21: Odsetek nieprawidłowych plemników u szczurów kontrolnych i leczonych leptyną.

ROZDZIAŁ CZWARTYDYSKUSJA

4.1 Masa ciała

Leptyna jest ważnym elementem w długoterminowej regulacji masy ciała. Ponieważ leptyna jest wyrażana głównie przez adipocyty i dobrze koreluje z procentową zawartością tkanki tłuszczowej w organizmie, pasuje to do koncepcji, że masa ciała jest odczuwana jako całkowita masa tłuszczu w organizmie, gdzie leptyna działa jako informator. Wzrost stężenia leptyny w surowicy, w wyniku wzrostu masy tłuszczu, normalnie spożycie żywności i w ten sposób stała masa ciała jest utrzymywana. Liczne badania parabiotyczne pomiędzy myszami otyłymi *db/db* a myszami typu dzikiego potwierdzają to twierdzenie. Logiczne jest więc oczekiwanie, że egzogenne podawanie leptyny będzie miało podobny efekt również u normalnych szczurów.

W tym badaniu, zgodnie z oczekiwaniami, masa ciała zwiększała się znacząco wraz ze wzrostem u wszystkich szczurów, a tempo wzrostu masy ciała pomiędzy 15-20 g na tydzień (Rysunki 3.1, 3.2 i 3.3) jest podobne do tego odnotowanego w wielu innych badaniach (Al-Modhefer i in., 1986, Long i *in.*, 2004). Bardziej interesujący jest jednak wpływ podawania leptyny na masę ciała. Codzienne dootrzewnowe podawanie 5, 10 lub 30 pg leptyny przez 7, 15 lub 42 dni w tym badaniu nie wpłynęło znacząco na masę ciała szczurów, z wyjątkiem tych szczurów, którym podawano 5 pg leptyny w 42-dniowej grupie badawczej, gdzie masa ciała była konsekwentnie niższa niż masa ciała szczurów kontrolnych od około 21 dnia badania (Tabela 3.1; Rysunek 3.10).

Biorąc pod uwagę dowody, które mamy na temat roli leptyny w zmniejszaniu spożycia żywności i zwiększaniu wydatku energetycznego, oczekiwalibyśmy znacznie niższej masy ciała u wszystkich szczurów, którym podano leptynę. To jednak nie wydaje się być w tym przypadku, a powód tego jest niejasny. Interesujące jest również to, że wpływ leptyny na masę ciała, w 42-dniowej grupie, której podawano 5 pg leptyny, stał się znacząco widoczny dopiero po około 21 dniach podawania leptyny. Podawanie tych trzech różnych dawek przez 7 lub 15 dni nie spowodowało żadnej znaczącej różnicy w masie ciała pomiędzy różnymi grupami. To odkrycie jest sprzeczne z tym, co ostatnio odnotowano u marsupiala. Leczenie egzogenną leptyną w dawce 2,5 mg/kg masy ciała dwa razy dziennie przez dziewięć dni spowodowało zmniejszenie masy ciała o 9,4 % u torbacza *Smintopsis crassicaudata* (Wittert *i in.*, 2005). Przyczyna różnicy w wynikach naszego i ich badania oraz oczekiwanej reakcji jest niepewna. Jednym z możliwych powodów może być stężenie leptyny, która została użyta. Stężenie leptyny podane w badaniu Wittert *i wsp.*, (2005) było 10 razy większe niż dawka zastosowana w tym badaniu. Poziom leptyny w surowicy nie został podany w tym badaniu. Pomiar poziomu leptyny we krwi w naszym badaniu nie wykazał żadnych istotnych różnic w poziomie leptyny w surowicy pomiędzy różnymi grupami wiekowymi (rysunek 3.10). Może to wynikać z faktu, że leptyna ma bardzo krótki okres półtrwania i podawanie jej raz dziennie może być niewystarczające do utrzymania podwyższonego poziomu we krwi i wywołania znaczącej odpowiedzi, dlatego też konieczne może być podawanie wielokrotnych dawek, jak to miało miejsce w badaniu z udziałem torbaczy (Wittert i *in.*, 2005).

Ponadto, ponieważ efekt podawania leptyny, aczkolwiek w grupie 5 pg, stał się widoczny dopiero po co najmniej 21 dniach powtarzanego podawania, sugeruje to, że dłuższy okres ekspozycji na podwyższony poziom leptyny może być wymagany do uzyskania znaczącej odpowiedzi, chociaż to wrażenie nie jest jednoznacznie potwierdzone przez grupy szczurów, którym podano 10 i 30 pg leptyny. Oprócz czasu podawania, możliwe jest również, że może istnieć pewna oporność na leptynę, ponieważ podawanie leptyny otyłym osobnikom nie zawsze prowadziło do utraty wagi zgodnie z przewidywaniami (Heymsfield *et al.,* 1999). Powód, dla którego efekt ten nie był widoczny w grupach 10 i 30 pg nie jest od razu oczywisty. Ten dowód braku wpływu leptyny na masę ciała jest jeszcze bardziej zastanawiający, szczególnie gdy istniały dowody na znacznie niższe spożycie pokarmu, aczkolwiek, u niektórych szczurów, którym podawano leptynę, szczególnie tych, którym podawano 10 i 30 pg leptyny dziennie (rysunki 3.5 i 3.6).

Oczywiście, aby zbadać tę obserwację, potrzebne będą dalsze badania. Czy podawanie leptyny zawsze powoduje spadek masy ciała? Istnieje również szkoła myślenia, która proponuje, że podstawową funkcją leptyny nie jest zapobieganie nadmiernemu przyrostowi masy ciała, ale raczej utrzymanie odpowiednich zapasów tłuszczu w celu przetrwania w czasach deficytu energii. Na przykład, szerokie spektrum zmian neuroendokrynnych obserwowanych u myszy poszczących przez 48 godzin może być częściowo uratowane przez podawanie leptyny podczas postu (Ahima *et al.,* 1996). Chociaż ogólnie przyjmuje się, że leptyna zmniejsza masę tkanki tłuszczowej, jej rola w regulacji masy tkanki tłuszczowej wciąż nie została w pełni poznana. Nie było głównym celem tego badania, aby faktycznie zbadać wpływ leptyny na masę ciała *per se,* ale była to część obserwacji, które należy odnotować podczas badania wpływu leptyny na układ rozrodczy. Brak wpływu podawania leptyny na masę ciała wskazuje, że jakikolwiek wpływ na męski układ rozrodczy widoczny w tym badaniu nie wynika ze zmian w masie ciała.

4.2 Przyjmowanie pokarmu i wody

Przyjmowanie pokarmu jest złożonym zachowaniem, które odpowiada na ostre i długoterminowe potrzeby energetyczne. Istnieje wiele różnych poziomów i rodzajów kontroli (Wilding, 2002). Podczas gdy czas przyjmowania pokarmu jest w dużej mierze związany z czynnikami środowiskowymi i wyuczonymi zachowaniami, i jest wysoce zmienny, ilość żywności spożywanej w długich odstępach czasu jest regulowana w celu utrzymania tkanki tłuszczowej na stałym poziomie (Keesey & Hirvonen, 1997). Ilość tkanki tłuszczowej, którą dana osoba będzie bronić jest złożoną interakcją pomiędzy genami i środowiskiem (Ravussin & Bogardus, 2000). Dokładny mechanizm, za pomocą którego leptyna wpływa na spożycie pokarmu, dopiero zaczyna się rozwijać. Receptory leptyny znajdują się zarówno na włóknach neuropeptydu Y (NPY), jak i Pro-opiomelanokortyny (POMC) w podwzgórzu szczurów (Funahashi *i in.,* 2003). Wiązanie leptyny z tymi receptorami powoduje wzrost ekspresji mRNA NPY i spadek ekspresji mRNA POMC (Baskin i *in.,* 1999). Hormon stymulujący a-melanocyty (a-MSH) jest produkowany z neuronów POMC, a stymulacja receptora a-MSH może prowadzić do efektu anorektycznego (Ollmann i *in.,* 1997). Leczenie leptyną zwiększa poziom mRNA POMC, a to stymuluje ekspresję a-MSH. Wiązanie a-MSH z receptorem melanokortynowym aktywuje szlaki anorektyczne, co powoduje zmniejszenie ilości przyjmowanego pokarmu (Blevins i *in.,* 2002).

W tym badaniu spożycie pokarmu wzrastało wraz z wiekiem we wszystkich grupach (rysunki 3.4, 3.5 i 3.6). Można się było tego spodziewać, ponieważ szczury rosły i ich spożycie pokarmu naturalnie wzrastało, przynajmniej do wieku dorosłego, po czym się ustabilizowało. Spożycie pokarmu u szczurów, którym podawano leptynę przez 7 lub 15 dni badania, nie różniło się znacząco od spożycia w grupie kontrolnej. Po raz kolejny powód tego braku oczekiwanej odpowiedzi jest niejasny. W grupie 42-dniowej, jednakże, ogólne wrażenie jest takie, że spożycie pokarmu uległo zmniejszeniu, szczególnie u szczurów, którym podano 10 i 30 pg leptyny. Brak efektu w grupach 7- i 15-dniowych może być spowodowany czasem podawania leptyny, a być może także podaną dawką leptyny. Stwierdzenie zmniejszonego spożycia pokarmu w grupie 42-dniowej jest zgodne z tym, czego byśmy oczekiwali. Wynik ten jest jednak sprzeczny z tym, co odnotowano u torbacza *Smintopsis crassicaudata, u* którego nie odnotowano znaczącej różnicy w przyjmowaniu pokarmu po podaniu dwa razy dziennie 2,5 mg/kg leptyny (Wittert *et al.,* 2005). Przyczyna takiego stanu rzeczy nie jest oczywista, zwłaszcza, że w tym badaniu wpływ na to miała masa ciała. Różnice gatunkowe mogą wyjaśniać niektóre z tych różnic.

Podobnie jak w przypadku spożycia pokarmu, nie zaobserwowano znaczących różnic w spożyciu wody pomiędzy szczurami kontrolnymi a szczurami, którym podawano leptynę przez 7 lub 15 dni (rysunki 3.7, 3.8 i 3.9). Pobór wody w grupie 42-dniowej wydaje się jednak być równoległy z poborem pokarmu. Pobór wody generalnie korelował z poborem pokarmu. Jest to dobrze opisane zachowanie u szczurów, gdzie pobór wody generalnie koreluje z poborem pokarmu i być może w pewnym stopniu również *odwrotnie* (Gillette-Bellingham *et al.,* 1986, Rao, 1997, Ang *et al.,* 2001).

Ogólnie wydaje się, że spożycie pokarmu i wody wzrasta u szczurów wraz z wiekiem, co najmniej do okresu dorosłości. Dootrzewnowe podawanie leptyny w dawkach 5, 10 lub 30 pg dziennie przez 7 do 15 dni nie wydaje się mieć wpływu na spożycie pokarmu i wody u szczurów. Dootrzewnowe podawanie leptyny w dawkach 5, 10 i 30 pg przez 42 dni, wydaje się jednak nieznacznie zmniejszać spożycie pokarmu i wody, szczególnie gdy podawana jest w dawkach 10 i 30 pg dziennie. Brak statystycznie istotnego efektu może być spowodowany dawką leptyny użytej w tym badaniu. Możliwe jest, że większe dawki mogły wywołać bardziej znaczące efekty.

Stwierdzenie niewielkich lub niespójnych zmian w przyjmowaniu pokarmu i wody oraz w masie ciała wydaje się jednak sugerować, że konieczne są dalsze badania w celu zbadania roli leptyny zarówno w krótkoterminowej, jak i długoterminowej regulacji przyjmowania pokarmu i masy ciała u tego gatunku szczurów. Jednakże, należy powtórzyć raz jeszcze, że nie było głównym celem tego badania, aby to zbadać, raczej głównym celem tego badania było zbadanie wpływu leptyny na układ rozrodczy szczurów, a wybrane dawki były oparte bardziej na poziomach leptyny w surowicy normalnie wykrywanych u ludzi w okresie dojrzewania.

4.3 Oznaczanie stężenia hormonów w surowicy

4.3.1 Poziom leptyny w surowicy krwi

Poziom leptyny w surowicy był konsekwentnie wyższy z każdą rosnącą kategorią wiekową szczurów (Tabela 3.1; Rysunek 3.10). Wzorzec ten jest oczekiwany, ponieważ masa ciała była również wyższa z każdą rosnącą kategorią wiekową (rysunek 3.1, 3.1 & 3.3). Wzrost masy ciała jest częściowo spowodowany również wzrostem zawartości tłuszczu w organizmie tych zwierząt. Jak już wcześniej wyjaśniono (patrz Wprowadzenie, sekcja 1.2 Wydzielanie leptyny, strona 2), leptyna silnie koreluje z ilością tłuszczu zmagazynowanego w organizmie, przy czym większe poziomy leptyny stwierdza się u osobników z większą ilością tłuszczu. Poziomy leptyny w surowicy u normalnych szczurów były nieco niższe w tym badaniu w porównaniu z tymi, które odnotowano w innych miejscach w literaturze. (Yoshioka *i in.*, 2006, Kinzig *i in.*, 2007). Powodem tego może być fakt, że szczury były nieco starsze i większe w ich badaniach niż te użyte w tym badaniu. Leptyna krąży we krwi w stężeniach proporcjonalnych do zawartości tłuszczu w organizmie, a także dostaje się do ośrodkowego układu nerwowego proporcjonalnie do poziomu w wolnym osoczu (English & Wilding, 2006).

Podawanie egzogennej leptyny nie spowodowało znaczących różnic w stężeniu leptyny pomiędzy różnymi grupami, z wyjątkiem grupy 15-dniowej, gdzie średnie poziomy leptyny w surowicy u szczurów, którym podawano 5 i 30 pg leptyny, były nieznacznie i znacząco niższe niż u ich dopasowanych wiekowo kontroli. Ponieważ leptyna jest głównie wydzielana konstytutywnie z adipocytów do krwioobiegu (Bradley *i in.,* 2001), oczekiwalibyśmy zatem wyższych poziomów leptyny w surowicy w grupach leczonych leptyną. Jednak nie wydaje się to być prawdą, a przyczyna obojętnego wpływu wydzielania leptyny na stężenie leptyny w surowicy nie jest jasna. Dotychczas w żadnym innym badaniu nie określono ani nie odnotowano wpływu podawania egzogennej leptyny na wydzielanie endogennej leptyny u normalnych szczurów. Masa ciała nie była znacząco zmniejszona u szczurów (patrz rysunek 3.1 i 3.2). Brak ogólnego znaczącego wpływu egzogennej leptyny na poziom leptyny w surowicy w tym badaniu może wynikać z zastosowanej dawki leptyny, czasu jej podania i czasu pomiędzy ostatnią podaną dawką a pobraniem krwi. Krew została pobrana 24 godziny po ostatnim dootrzewnowym wstrzyknięciu leptyny, a wiadomo, że okres półtrwania leptyny jest krótki (około 9 minut), i to może być głównym powodem, dlaczego podwyższone poziomy leptyny nie były widoczne u zwierząt leczonych leptyną.

4.3.2 Stężenie hormonu folikulotropowego (FSH) w surowicy krwi

Follicle Stimulating Hormone (FSH) jest transportowany przez krew z przedniego płata przysadki mózgowej do jajników u kobiet, gdzie każdego miesiąca inicjuje rozwój pęcherzyków jajnikowych. FSH pobudza również komórki pęcherzyków do wydzielania estrogenu. U mężczyzn, FSH stymuluje produkcję plemników w jądrach. Hormon uwalniający gonadotropinę (GnRH) z podwzgórza stymuluje uwalnianie FSH. Uwalnianie GnRH i FSH jest hamowane przez estrogeny u kobiet i przez testosteron u mężczyzn poprzez systemy ujemnego sprzężenia zwrotnego. Ze względu na rolę leptyny w rozrodzie, a w szczególności w rozpoczęciu dojrzewania płciowego, prowadzone są liczne badania nad jej wpływem na oś podwzgórze-przysadka-nadnercza, a złożona interakcja między różnymi hormonami rozrodczymi a leptyną stopniowo się ujawnia. Jego udział, choć subtelne lub permisywne, w inicjacji pokwitania jest obecnie dobrze rozpoznany, biorąc pod uwagę fakt, że zwierzęta pozbawione albo leptyny lub mają mutację w jej receptorze nie przechodzą normalnego dojrzewania płciowego i pozostają infantylne płciowo przez całe życie. Konsekwencje nadmiaru leptyny na oś podwzgórze-przysadka-gonada i funkcję jąder nie zostały jednak odpowiednio zbadane. Liczba plemników jest podobno niższa u osób z BMI 25 i wyższym w porównaniu do osób z BMI 20-25 (Jensen i *in.,* 2004). Nie ustalono jeszcze, czy jest to spowodowane wyższym poziomem leptyny u osób z nadwagą lub otyłością. Jest to pierwsze tego typu badanie badające wpływ podawania egzogennej leptyny na oś przysadkowo-gonadalną i funkcję jąder u szczura.

Poziom FSH w surowicy był konsekwentnie wyższy w każdej wzrastającej kategorii wiekowej szczurów we wszystkich grupach (Tabela 3.2; Rysunek 3.11). Przyczyna tego nie jest jasna, ale może być spowodowana szybkim wzrostem i związanym z nim dojrzewaniem płciowym, które normalnie występuje w tym wieku u szczurów. Chociaż uważa się, że rosnący z wiekiem poziom FSH u kobiet przed menopauzą może wskazywać na stopniowe występowanie niewydolności jajników lub też podwyższony poziom może sam w sobie przyspieszać niewydolność reprodukcyjną samic (McTavish i *in.*, 2007), to jednak w tym przypadku jest to mało prawdopodobne, ponieważ szczury są samcami i są jeszcze stosunkowo młode. Z dużym prawdopodobieństwem wzrost FSH w przedziale wiekowym tych zwierząt wydaje się być związany z rozwojem dojrzałości płciowej, która może być konieczna do zwiększenia liczby plemników wraz z wiekiem, co było również widoczne w tym badaniu (patrz Wynik, sekcja 3.4.2 Poziomy hormonu folikulotropowego (FSH) w surowicy, strona 58). Chociaż produkcja spermy rozpoczyna się w wieku 7-8 tygodni u szczurów, to jednak nie osiąga ona szczytu produkcji aż do wieku około 12-14 tygodni.

Średnie poziomy FSH w surowicy były znacząco wyższe we wszystkich grupach leczonych leptyną w porównaniu do ich dopasowanych wiekowo grup kontrolnych (Tabela 3.2; Rysunek 3.11). Jest to zgodne z wcześniejszymi doniesieniami z badań *in vitro,* gdzie u samców szczura stwierdzono, że leptyna wykazuje wysoką zdolność do stymulowania uwalniania FSH z półprzysadek (McCann *i in.,* 1998). Dokładny mechanizm, dzięki któremu poziom FSH w surowicy jest zwiększany przez leptynę, nie jest w pełni poznany. U gryzoni i świń stwierdzono, że leptyna stymuluje wydzielanie GnRH w modelach *in vitro* (Parent i in., 2000, Woller *i in.,* 2001). Chociaż stwierdzono, że leptyna działa bezpośrednio w podwzgórzu stymulując wydzielanie GnRH *in vivo* u szczurów (Watanabe, 2002), same neurony GnRH nie wykazują ekspresji receptora leptyny (Finn i in., 1998; Hakansson i *in., 1998*). Ale stymulowane leptyną uwalnianie LH jest blokowane przez surowicę przeciw GnRH, sugerując być może, że działanie leptyny na neuroendokrynną oś rozrodczą, tj. uwalnianie GnRH, jest pośredniczone przez jedną lub więcej populacji aferentnych wejść do neuronów GnRH, które wykazują ekspresję receptora leptyny. Niezależnie od mechanizmu, wzrost wydzielania GnRH będzie prowadził do stymulacji FSH z przedniej części przysadki i możliwe jest, że wzrost FSH widoczny po podaniu leptyny jest spowodowany zwiększonym uwalnianiem GnRH.

4.3.3 Poziom hormonu luteinizującego (LH) w surowicy krwi

Hormon luteinizujący (LH), wraz z FSH, pobudza wydzielanie estrogenów przez komórki jajnika, co prowadzi do uwolnienia przez jajnik wtórnej komórki jajowej, proces ten zwany jest owulacją. U mężczyzn, LH pobudza komórki śródmiąższowe jąder do wydzielania testosteronu. Wydzielanie LH, podobnie jak FSH, jest kontrolowane przez GnRH.

Poziom LH w surowicy wzrastał wraz z wiekiem we wszystkich badanych grupach.

Poziomy LH w surowicy były nieco niższe (Olatunji & Sofola, 2001, Ugwoke et *al.*, 2005) lub wyższe (Selmanoglua et *al.*, 2006) niż podawane wcześniej. Powód tego jest niejasny, a różnice metodologiczne mogą wyjaśniać te różnice. Przyczyna wyraźnego, związanego z wiekiem wzrostu LH również nie jest oczywista. Podobnie jak w przypadku FSH, może to być jednak związane z dojrzałością płciową zwierząt. Trudno powiedzieć, czy poziomy te będą nadal rosły czy ustabilizują się po osiągnięciu pełnej dojrzałości płciowej.

Stężenia hormonu luteinizującego były nieznacznie, ale znacząco wyższe u szczurów, którym podawano leptynę, w porównaniu do stężeń u ich dopasowanych wiekowo osobników kontrolnych (Tabela 3.3; Rysunek 3.12). W szeregu innych badań wykazano również zdolność leptyny do stymulowania wydzielania LH zarówno *in vitro* (McCann i *in.*, 1998), jak i *in vivo* (Gonzalez i *in.*, 1999, Henry *i in.*, 2001). Istnieją również dowody wskazujące na zdolność podawania leptyny do zapobiegania redukcji wydzielania LH podczas postu (Nagatani i wsp., 1998), co może przemawiać za wysokim poziomem LH w grupie leczonej leptyną w porównaniu z grupą kontrolną. Co ciekawe, śródmózgowa infuzja leptyny u tryków spowodowała obniżenie poziomu LH w surowicy (Blache i *in.*, 2000). Przyczyna tych sprzecznych wyników nie jest oczywista, ale może być związana ze stanem odżywienia zwierząt. Wydaje się jednak, że leptyna stymuluje uwalnianie LH, aczkolwiek w sposób permisywny. Badania na samcach i samicach szczurów również wykazały, że leptyna jest w stanie stymulować wydzielanie LH poprzez działanie podwzgórzowe (Dearth i in., 2000, Tezuka *i in.*, 2002). Leptyna może również zwiększać uwalnianie LH poprzez bezpośredni wpływ na przysadkę mózgową. Receptory dla leptyny zostały zidentyfikowane w ludzkich przysadkach (Chan i Mantzoros, 2001).

4.3.4 Poziom testosteronu w surowicy

Testosteron, podstawowy androgen u mężczyzn, jest produkowany przez jądra. Testosteron reguluje produkcję spermy i stymuluje rozwój i utrzymanie męskich drugorzędowych cech płciowych.

Podobnie jak w przypadku FSH i LH, poziomy testosteronu w surowicy były wyższe w każdej rosnącej kategorii wiekowej szczurów (Tabela 3.4 i Rysunek 3.13), wskazując na związany z wiekiem wzrost testosteronu w surowicy. Podobne poziomy testosteronu w surowicy u szczurów odnotowano również wcześniej (McVey *i in.*, 2007, Sonmez i *in., 2007*), chociaż były one nieco niższe niż te odnotowane tutaj (Chandra i in., *2007,* McGinnis *i in., 2007*). Może to wynikać z różnic w technikach pomiaru poziomu testosteronu w surowicy. Związany z wiekiem wzrost poziomu testosteronu w surowicy odzwierciedla również zmiany w poziomie FSH i LH u szczurów w tym samym okresie i może być ogólnym wskaźnikiem rozwijającej się dojrzałości płciowej.

Chociaż poziom testosteronu w surowicy zwierząt leczonych leptyną był nieco niższy niż w grupach kontrolnych, różnica nie była statystycznie istotna, z wyjątkiem szczurów, którym podano 30 pg leptyny w grupie 15-dniowej i ich odpowiednich kontroli. Przyczyna tego stanu rzeczy jest niejasna. Jest możliwe, że zastosowane dawki leptyny mogły nie być wystarczająco wysokie, aby znacząco wpłynąć na poziom testosteronu. W dodatku jakikolwiek hamujący efekt leptyny mógł być przeciwdziałany przez wyższe poziomy FSH i LH, które były widoczne po podaniu leptyny. Ogólnie istnieje ścisły związek między poziomem testosteronu w surowicy a poziomem leptyny w surowicy u mężczyzn (Behre i *in.*, 1997), gdzie wysoki poziom leptyny zmniejsza poziom wydzielania testosteronu. W rzeczywistości leptyna w surowicy wykazuje odwrotną korelację z testosteronem w surowicy (Hanafy i *in.*, 2007). Leptyna wydaje się działać jako bezpośredni sygnał hamujący steroidogenezę jąder, co może wyjaśniać związek między zmniejszonym wydzielaniem testosteronu a hiperleptynemią u otyłych mężczyzn (Tena-Sempere & Barreiro, 2002). Stwierdzono, że leptyna hamuje wydzielanie testosteronu *in vitro,* działając na poziomie jąder (Tena-Sempere *i in.*, 2000). Ponadto wykazano, że ekspresja mRNA receptora leptyny u szczurów jest regulowana przez leptynę (Tena-Sempere & Barreiro, 2002).

4.4 Narząd rozrodczy

4.4.1 Waga jądra

Leptyna stała się ważnym mediatorem osi reprodukcyjnej. Wydaje się, że mechanizmy regulacji funkcji rozrodczych przez leptynę są wielopłaszczyznowe i mogą obejmować działania na różnych poziomach osi podwzgórze-przysadka-gonada. Stwierdzono ekspresję genu *Ob-R* w jądrach szczurów (Zamorano *i in.*, 1997), a leptyna hamuje zarówno podstawowe, jak i stymulowane wydzielanie testosteronu, gdy jest inkubowana z tkanką jąder dorosłych szczurów (Tena- Sempere *i in.*, 1999). Odwrotną korelację pomiędzy stężeniem leptyny w surowicy a stężeniem testosteronu odnotowano również u ludzi (Hanafy i *in.*, 2007). Niewiele jednak doniesień dotyczyło wpływu leptyny na strukturę i funkcję jąder, chociaż stwierdzono, że liczba komórek sertoli w jądrach dorosłych szczurów z hiperleptynemią wywołaną L-glutaminianem sodu (MSG) jest znacznie zmniejszona (Franca i *in.*, 2006). Czy wpłynie to na liczbę plemników lub ich morfologię jest niejasne, chociaż stwierdzono, że liczba plemników koreluje z liczbą komórek Sertoliego.

Średnia względna masa jąder szczurów zarówno w grupie kontrolnej, jak i doświadczalnej (tabela 3.5; rysunek 3.14) była podobna do podawanej dla normalnych szczurów dopasowanych wiekowo (Zemunik i *in.*, 2003, Armagan i in., 2006, Zhou *i in.*, 2006). Jak to zwykle bywa, względna masa jąder zmniejszała się wraz z wiekiem szczurów. Wynika to przede wszystkim z faktu, że wzrost masy ciała wraz z wiekiem u szczurów jest zwykle większy niż wzrost masy jąder.

Szczury były w wieku około 12 tygodni, wiek, w którym jądra będą miały prawie dorosły rozmiar. U normalnego szczura postnatalny rozwój jąder może być podzielony na dwie fazy (Orth i *in.*, 1998). W pierwszej, która trwa do około dwóch tygodni po urodzeniu, gdzie dochodzi do rozległej proliferacji komórek spermatogonialnych i Sertoliego, co z kolei sprzyja wzrostowi długości kanalików nasiennych. W drugiej fazie, która ma miejsce od około 2 do 7 lub 8 tygodnia po urodzeniu, następuje wzrost liczby komórek zarodkowych i komórek Leydiga typu dorosłego oraz dramatyczny wzrost wielkości jąder (Mendis-Handagama & Ariyaratne, 2001). Od wieku 8-15 tygodni jądra nadal zwiększają swoją wielkość (Ekwall *i in.*, 1984), ale tempo wzrostu jest wolniejsze niż tempo wzrostu masy ciała. Samce szczurów są zazwyczaj zdolne do zapłodnienia samicy od ósmego tygodnia życia, kiedy to możliwa staje się pełna spermatogeneza. Można zatem uznać, że jądra u 12-tygodniowych szczurów osiągnęły wielkość zbliżoną do normalnej wielkości dorosłego szczura, chociaż ich wielkość nadal rośnie do około 16 tygodnia życia. Wszystkie szczury w tym badaniu były w wieku 12 tygodni na początku badania.

Podobnie jak w grupach kontrolnych, średnia względna masa jąder w grupie poddanej 42-dniowemu leczeniu była nieco niższa niż w grupach poddanych 7- i 15-dniowemu leczeniu leptyną (tabela 3.5; rysunek 3.14). Szczury w grupie 42-dniowej były jednak starsze i miały większą masę ciała, co tłumaczy nieco niższą względną masę jąder. Istotny jest jednak wpływ podawania leptyny na masę jąder u dorosłych dojrzałych szczurów. Dootrzewnowe podawanie leptyny nie ujawniło żadnych istotnych różnic w średniej względnej masie jąder w różnych grupach, z wyjątkiem szczurów, którym podano 5 pg leptyny w grupie 42-dniowej, gdzie średnia względna masa jąder była nieco wyższa niż w dopasowanych wiekowo kontrolach. Przyczyna braku efektu lub wyraźnego efektu, choć niewielkiego, w grupie 42-dniowego leczenia nie jest oczywista. Leczenie leptyną samców myszy *ob/ob* spowodowało znaczne zwiększenie masy jąder, w porównaniu do kontroli (Barash *et al.*, 1996). Co ciekawe, myszy z niedoborem leptyny (*ob/ob*) mają mniejszą liczbę komórek Leydiga i mniejsze pęcherzyki nasienne. Hiperleptynemia u dorosłych szczurów spowodowana podawaniem MSG, z drugiej strony, nie wykazała zmian w masie jąder, chociaż odnotowano zmniejszenie liczby komórek Sertoliego (Franca i *in.*, 2006). Można zatem twierdzić, że podawanie leptyny zwierzętom z niedoborem leptyny przywraca morfologię jąder i ich prawidłową masę, ponieważ jest ona wymagana do prawidłowego rozwoju jąder. Z drugiej strony, podawanie leptyny normalnym zwierzętom nie wpływa znacząco na masę jąder. Czy podawanie wyższych dawek leptyny lub obecność znacznej hiperleptynemii wpływa na masę jąder i ich prawidłową funkcję jest interesującym zagadnieniem, które zasługuje na dalsze badania.

4.4.2 Masa najądrza

Względna masa najądrzy odnotowana w tym badaniu (Tabela 3.6; Rysunek 3.15) była podobna do tej podanej przez Zemunik i wsp., (2003), ale była nieco niższa niż ta podana przez Gasco *i wsp.*, (2007) oraz Fernandes *i wsp.*, (2007) u ich dopasowanych wiekowo szczurów. Przyczyna tej różnicy jest niejasna, ale może być związana z niewielkimi różnicami w stosowanych technikach.

Podobnie jak w przypadku ogólnej masy jąder, dootrzewnowe podanie leptyny nie miało istotnego wpływu na masę najądrzy u szczurów. Przyczyna nieco większej względnej masy najądrza u zwierząt, którym podano 5 pg leptyny w grupach 42-badanych jest niejasna, ale może być związana z tym, że zwierzęta w tej grupie miały również nieco mniejszą masę ciała i to mogło przyczynić się do tej różnicy. W literaturze dostępnych jest niewiele danych badających wpływ podawania egzogennej leptyny na masę narządów rozrodczych, w tym najądrzy, dlatego porównanie jest trudne. Nasze dane wskazują jednak, że u dorosłego szczura egzogenne podawanie leptyny w dawkach 5, 10 i 30 pg przez 7, 15 lub 42 dni nie wpływa istotnie na masę najądrza. Wpływ wyższych dawek, dłuższego czasu trwania, a nawet u młodszych szczurów zasługuje na dalsze badania, ponieważ możliwe jest, że wpływ leptyny może być widoczny przy wyższych dawkach lub w młodszym wieku.

4.4.3 Waga gruczołu krokowego

W przeciwieństwie do względnej wagi jąder i najądrzy, gdzie waga albo wykazywała niewielki spadek lub brak zmian odpowiednio z postępującą kategorią wiekową szczurów, względna waga prostaty w naszym badaniu wykazywała niewielki wzrost z każdą rosnącą kategorią wiekową szczurów (Tabela 3.7; Rysunek 3.16). Dotyczyło to zarówno grupy kontrolnej, jak i leczonej leptyną. W literaturze istnieją liczne doniesienia dokumentujące zależną od wieku hiperplazję prostaty u szczurów, szczególnie u SHR (Yamashita *i in.*, 2003, Zhang i *in.*, 2004), chociaż jedno z badań wykazało również nieco niższą masę prostaty brzusznej u 22-miesięcznych szczurów w porównaniu z ich trzymiesięcznymi odpowiednikami (Yono *i in.*, 2006). Hiperplazja jest najwyraźniej spowodowana większym wzrostem indeksu proliferacji w porównaniu z indeksem apoptozy, szczególnie w nabłonku i zrębie oraz do pewnego stopnia w obszarze mięśni gładkich. Chociaż większość z tych badań przedstawia porównania pomiędzy szczurami w wieku 12 tygodni i tymi, które są w wieku ponad 50 tygodni, podczas gdy różnica wieku pomiędzy szczurami w tym badaniu wynosi około 6 tygodni, to jednak można stwierdzić, że wzrastająca względna masa prostaty wraz ze wzrostem kategorii wiekowej widoczna w tym badaniu jest spowodowana przede wszystkim związanym z wiekiem wzrostem, który normalnie występuje w tym gruczole. Ogólna masa gruczołu krokowego była również nieco większa w tym badaniu w porównaniu z danymi przedstawionymi przez innych (Fernandes *i in.*, 2007, Gasco *i in.*, 2007a). Może to wynikać z faktu, że w niektórych badaniach bierze się pod uwagę jedynie brzuszną część prostaty, podczas gdy w innych uwzględnia się zarówno brzuszne, jak i grzbietowo-boczne płaty prostaty, tak jak to miało miejsce w tym badaniu.

Nie wydaje się, aby podawanie egzogennej leptyny w dawkach 5, 10 lub 30 pg na dobę przez 7, 15 lub 42 dni powodowało jakiekolwiek istotne zmiany w masie gruczołu krokowego (tabela 3.7; rysunek 3.16). Istnieje niewiele udokumentowanych dowodów dotyczących wpływu podawania egzogennej leptyny na masę gruczołu krokowego szczurów. Ostatnio opublikowane dane wydają się sugerować, że leptyna i jej receptory mogą być zaangażowane w fizjologię i patofizjologię gruczołu krokowego u ludzi, szczególnie w niezależnego od androgenów raka gruczołu krokowego (Onuma i wsp., 2003, Somasunder *i wsp.*, 2003). Mimo, że jej dokładna rola jest nadal niezrozumiała, reakcja łańcuchowa polimerazy z odwrotną transkrypcją wykazała ekspresję mRNA leptyny, *Ob-Ra, Ob-Rb, Ob-Rc, Ob-Re* i *Ob-Rf* w grzbietowych, brzusznych i bocznych płatach prostaty dorosłego szczura (Malendowicz i in., *2006,* Malendowicz *i in.*, 2006a). Western blotting wykazał w tych próbkach obecność białka *Ob-Rb,* a immunocytochemia ujawniła, że *Ob-Rb* jest zlokalizowany głównie w komponencie komórek nabłonkowych. Łącznie, wyniki te silnie sugerują, że leptyna i *Ob-R* mogą być zaangażowane w autokrynno-epakrynną regulację czynnościową komórek nabłonkowych prostaty dorosłego szczura. Istnieje również hipoteza o potencjalnej roli leptyny w rozwoju raka gruczołu krokowego. Wynika to z dowodów epidemiologicznych wskazujących na korelację pomiędzy otyłością a rakiem prostaty (Amling, 2005, Buschemeyer & Freedland, 2007, Freedland & Platz, 2007). Z badań tych wynika, że chociaż otyłość może zmniejszać ryzyko wystąpienia nieagresywnej choroby gruczołu krokowego, to może jednak sprzyjać wystąpieniu agresywnej postaci tej choroby. Na potencjalną rolę lipidów i leptyny w rozwoju raka gruczołu krokowego wskazuje również stwierdzenie 50% zmniejszenia śmiertelności z powodu raka gruczołu krokowego u pacjentów przyjmujących inhibitory HMG CoA lub statyny (Platz *i wsp.*, 2006). Komórki raka prostaty ewidentnie wykorzystują lipidy jako bezpośrednie źródło energii (Gazi i *in.*, 2007), a statyny zmniejszają wychwyt lipidów przez komórki. Nie wiadomo dokładnie, w jaki sposób otyłość wpływa na raka gruczołu krokowego, ale wysunięto hipotezę o roli leptyny i adiponektyny. Celem tego badania nie było zbadanie roli leptyny w przeroście gruczołu krokowego, ale wystarczy powiedzieć, że podawanie egzogennej leptyny, w dawkach i czasie trwania stosowanych w tym badaniu, nie wpływa na masę gruczołu krokowego u szczurów. Trudno jednak na podstawie tego badania stwierdzić, czy istniał jakikolwiek wpływ leptyny na czynność gruczołu krokowego. Niewątpliwie konieczne są dalsze badania, być może z zastosowaniem wyższych dawek leptyny lub blokera receptora leptyny, aby dokładnie określić rolę leptyny w fizjologii gruczołu krokowego.

4.4.4 Masa pęcherzyków nasiennych

Podobnie jak w przypadku gruczołu krokowego, względna masa pęcherzyków nasiennych wzrastała wraz ze wzrostem kategorii wiekowej, zarówno w grupie leczonej leptyną, jak i w grupie kontrolnej, tj. wraz ze wzrostem wieku szczurów w ciągu 7, 15 i 42-dniowego okresu badania (Tabela 3.8; Rysunek 3.17). Przyczyna tego związanego z wiekiem wzrostu nie jest ponownie znana. Bardziej istotny jest jednak fakt, że podawanie leptyny nie zmieniło istotnie masy pęcherzyków nasiennych w porównaniu z dobraną wiekowo grupą kontrolną.

Receptory leptyny zostały również zidentyfikowane na pęcherzykach nasiennych (Malendowicz i *in.*, 2006a), a obecność leptyny w osoczu nasienia, zarówno u ludzi poddanych wazektomii, jak i nie poddanych tej operacji, sugeruje, że źródłem leptyny w osoczu nasienia jest albo prostata, albo pęcherzyki nasienne (Camina i *in.*, 2002). U niepłodnych mężczyzn odnotowano niższe stężenie leptyny w osoczu nasienia i nieprawidłowe parametry spermiogramu, takie jak odsetek ruchliwych plemników i prędkość linii prostej (Glander i *in.*, 2002). Chociaż dokładna rola leptyny w rozwoju lub funkcjonowaniu pęcherzyków nasiennych nie jest dokładnie poznana, wydaje się, że może ona wpływać na mechanizmy związane z rozwojem ruchliwości plemników, ponieważ receptory leptyny zostały zidentyfikowane na ogonie plemnika (Jope i *in.*, 2003). Podczas gdy podawanie leptyny nie miało wpływu na masę pęcherzyków nasiennych, jej wpływ na funkcję pęcherzyków nasiennych nie może być ustalony na podstawie tego badania. Biorąc pod uwagę obecnie dostępne informacje, warto będzie dokładniej zbadać funkcjonalny wpływ podawania leptyny w męskim układzie rozrodczym.

4.5 Analiza histomorfometryczna kanalików nasiennych

Każde jądro składa się z kanalików nasiennych osadzonych w skąpej tkance śródmiąższowej. Komórki plemnikowe są produkowane przez kanaliki, podczas gdy hormony są produkowane przez komórki endokrynne (komórki Leydiga) w śródmiąższu. Każdy kanalik seminiferalny tworzy ściśle zwiniętą pętlę, która na obu końcach otwiera się w jądrze rete. Istotne nieprawidłowości w morfologii kanalików nasiennych jąder są związane z niedoborem leptyny u myszy (Bhat *i in.*, 2006). Na przykład, u zwierząt z niedoborem leptyny, komórkowość kanalików nasiennych jest zmniejszona i występuje znaczne upośledzenie procesu spermatogenezy (Bhat *i in.*, 2006).

Średnica kanalików nasiennych (STD) wydaje się być większa u szczurów z 42-dniowych grup badawczych w porównaniu z tymi z grupy 7-dniowej (Tabela 3.9; Rysunek 2.18). Może to wynikać z faktu, że szczury w tej pierwszej grupie były o około 6 tygodni starsze w momencie pobierania próbek. Średnica kanalików była również niższa niż podawana przez innych badaczy

(Gaytan *i in.*, 1986, Mazaro & Lamano-Carvalho, 2006). Przyczyna tego stanu rzeczy nie jest jasna i może być związana z niewielkimi różnicami w metodach stosowanych do określenia średnicy. W porównaniu ze szczurami normalnymi, STD była konsekwentnie niższa u szczurów leczonych leptyną w tym badaniu (Tabela 3.9; Rysunek 2.18). W literaturze nie ma prawie żadnych danych dotyczących wpływu leptyny na STD u jakiegokolwiek gatunku. Z naszej wiedzy wynika, że jest to pierwsze badanie tego rodzaju, w którym badano wpływ leptyny na STD.

Przyczyna różnicy w STD między szczurami normalnymi i leczonymi leptyną nie jest jasna. Jest możliwe, że egzogenna leptyna może powodować atrofię kanalików nasiennych. Co ciekawe, wysokość nabłonka seminiferalnego (SEH) była również niższa u szczurów leczonych leptyną, szczególnie w grupie 42-dniowej, w porównaniu z wysokością u dopasowanych wiekowo szczurów kontrolnych (Tabela 3.10; Rysunek 3.19). Chociaż przyczyna niższych STD i SEH u szczurów leczonych leptyną jest niejasna, może być jednak spowodowana zmniejszeniem liczby komórek zarodkowych lub być może liczby odżywiających i rodzicielskich komórek Sertoliego. Przyczyna tego spadku nie jest oczywista, ale może być spowodowana utratą komórek zarodkowych, komórek Sertoliego lub komórek Leydiga. Wiadomo, że podstawowym wyznacznikiem dziennej produkcji spermy jest liczba komórek Sertoliego, a utrata komórek Sertoliego obniża produkcję spermy. Co ciekawe, w tym badaniu zauważono, że liczba plemników była również zmniejszona u szczurów leczonych leptyną (patrz Wynik, sekcja
3.7.1 Sperm count, strona 51). Liczba komórek Sertoliego nie została ustalona w tym badaniu i dlatego trudno jest powiedzieć, czy niższe STD i SEH u szczurów leczonych leptyną wynikały z utraty tych komórek.

Co ciekawe, nie stwierdziliśmy również żadnej istotnej różnicy w masie jąder między szczurami leczonymi leptyną a szczurami normalnymi (patrz Wynik, sekcja 3.5.1 Masa jąder, strona 45). Jądra w tym badaniu nie były również badane pod kątem dowodów na apoptozę, a jeśli jest tak, że zmniejszone STD i SEH były spowodowane utratą tych komórek, trudno jest stwierdzić, że było to spowodowane apoptozą. Ponadto stwierdzono, że leptyna ma działanie mitogenne i antyapoptotyczne (Ambati i *in.*, 2007, Beales *i in., 2007,* Hoda *i in., 2007*). Z drugiej strony, stwierdzono, że brzuszno-przyśrodkowe wstrzyknięcie leptyny u szczura zwiększa apoptozę adipocytów w tłuszczu obwodowym i w szpiku kostnym (Hamrick i *in.*, 2007). Nie wiadomo, czy wyższe poziomy leptyny zwiększają apoptozę. Podobnie, czy wyższe stężenia leptyny mogą wpływać na masę jąder jest również niejasne. Obserwacja w tym badaniu obniżonych STD i SEH u szczurów leczonych leptyną sugeruje możliwy wpływ leptyny na te struktury w jądrach, co może wpływać na liczbę plemników i nieprawidłowości morfologiczne, ale przyczyna obniżonych STD i SEH pozostaje do ustalenia.

4.6 Ocena nasienia

4.6.1 Liczba plemników

Płodność zależy od złożonego zestawu zdarzeń, w które zaangażowane są zarówno komponenty męskie, jak i żeńskie. Prawidłowa funkcja plemników obejmuje ruchliwość, kapacytację, reaktywność akrosomu i zapłodnienie oocytu. Ocena liczby i morfologii plemników od dawna stanowi jeden ze sposobów oceny statusu płodności. Prawidłowa czynność plemników definiowana jest jako zdolność plemników do pokonywania toru przeszkód w drogach rodnych kobiety i strukturach jaja oraz zdolność do zapłodnienia komórki jajowej.

W tym badaniu liczba plemników w najądrzach wzrastała wraz z wiekiem w grupach kontrolnych, na co wskazuje wyższa liczba plemników w każdej wzrastającej kategorii wiekowej (Tabela 3.11; Rysunek 3.20). Liczba plemników u normalnych szczurów mieściła się w zakresie podawanym przez innych badaczy u szczurów w podobnym wieku (Chitra *et al.*, 2003, Ghosh *et al.*, 2002, Latchoumycandane *et al., 2002*). W okresie dojrzewania testosteron i FSH wywierają synergistyczny wpływ na rozwój komórek germinalnych (Russell i *in.*, 1998). Począwszy od okresu pokwitania, wraz ze wzrostem wieku szczura, wzrasta również poziom testosteronu i FSH, które stymulują produkcję plemników. W tym badaniu, nasienie najądrza było widoczne u szczurów od szóstego tygodnia życia, a liczba plemników wzrastała wraz z wiekiem zarówno w grupie eksperymentalnej jak i kontrolnej.

Liczba plemników była znacząco niższa we wszystkich grupach leczonych leptyną w porównaniu z ich dopasowanymi wiekowo normalnymi kontrolami (Tabela 3.11; Rysunek 3.20). Efekt ten był widoczny we wszystkich trzech okresach podawania leptyny i wydaje się wzrastać wraz ze wzrostem stężenia leptyny. Przyczyna niższej liczby plemników u szczurów leczonych leptyną jest niejasna. Jest to pierwsze badanie, w którym sprawdzono wpływ podawania leptyny na liczbę plemników *in vivo.*

Produkcja plemników, czyli spermatogeneza, jest kontrolowana przez działanie testosteronu, FSH, LH i GnRH. LH jest tropowy w stosunku do komórek Leydiga i stymuluje wydzielanie testosteronu. Natomiast FSH jest tropowy do komórek Sertoliego, a FSH i testosteron podtrzymują spermatogenezę w jądrze. Zapoczątkowanie, utrzymanie i ponowne zainicjowanie produkcji plemników zależy od działania testosteronu (Roberts & Zirkin, 1991). Niski poziom testosteronu powoduje również zmniejszenie produkcji plemników. W naszym badaniu, mimo że liczba plemników była znacząco obniżona u szczurów leczonych leptyną, ogólnie nie było żadnych znaczących różnic w poziomie leptyny w surowicy szczurów leczonych leptyną w porównaniu do ich dopasowanych wiekowo kontroli (Tabela 3.1; Rysunek 3.10). Poziom testosteronu w surowicy był wyższy w każdej rosnącej kategorii wiekowej szczurów i był nieznacznie, ale nieistotnie niższy u szczurów leczonych leptyną, szczególnie w grupach leczonych 15-dniowo i 42-dniowo (Tabela 3.4 i Rysunek 3.13). Nie jest jasne, czy ten nieznacznie obniżony poziom testosteronu może tłumaczyć niższą liczbę plemników u szczurów leczonych leptyną. FSH było wyższe u szczurów leczonych leptyną (Tabela 3.2; Rysunek 3.11). Wskazuje to, że wpływ podawania leptyny na liczbę plemników nie jest spowodowany spadkiem poziomu FSH lub LH, czy też działaniem osi podwzgórze-przysadka-nadnercza, lecz może to być raczej bezpośredni wpływ leptyny na spermatogenezę. Istnieją dowody wskazujące na ekspresję receptora leptyny w jądrze szczura, ale rola tego receptora jest niejasna (Zamorano *i in.*, 1997).

Inną możliwością zmniejszenia liczby plemników jest obniżenie STD i SEH u szczurów leczonych leptyną. Chociaż przyczyna obniżenia STD i SEH u szczurów leczonych leptyną nie została ustalona w tym badaniu, możliwe jest, że może to być spowodowane zmniejszeniem liczby komórek Sertoliego. Głównym czynnikiem determinującym dzienną produkcję spermy jest liczba komórek Sertoliego, a zmniejszenie liczby tych komórek może wpływać na liczbę plemników. Niewątpliwie istnieje potrzeba przeprowadzenia większej ilości badań histologicznych w celu zbadania wpływu leptyny na liczbę i funkcję komórek Sertoliego.

4.6.2 Morfologia plemników

Morfologia plemników jest również ważnym czynnikiem warunkuj±cym płodno¶ć. Zwiększona liczba nieprawidłowych plemników może mieć wpływ na płodność, ponieważ plemniki o nieprawidłowym kształcie nie są zdolne do zapłodnienia komórki jajowej.

W tym badaniu odsetek nieprawidłowych plemników w grupie kontrolnej nie wzrastał istotnie z każdą rosnącą kategorią wiekową szczurów (Tabela 3.12; Rysunek 3.21). Odsetek nieprawidłowych plemników mieścił się w zakresie podawanym w innych badaniach (Suryavathi *i in.*, 2005, Selvakumar *i in.*, 2006). Odsetek nieprawidłowych plemników u zwierząt leczonych leptyną wydaje się być nieco wyższy w porównaniu z ich dopasowanymi wiekowo kontrolami, szczególnie w 42-dniowej grupie szczurów, którym podawano 30 pg leptyny dziennie. Przyczyna tego stanu rzeczy jest niejasna i nie istnieją żadne doniesienia wskazujące na wpływ leptyny na morfologię plemników. Spermatogeneza jest aktywowana przez testosteron, który działa na komórki Sertoliego. Niska produkcja testosteronu w komórkach Leydiga może indukować hypospermatogenezę. Jednakże, stężenie testosteronu w surowicy nie było znacząco obniżone u szczurów leczonych leptyną, poza tym testosteron jest znany przede wszystkim z wpływu na liczbę plemników, a nie na ich morfologię.

Jest możliwe, że wyższy odsetek nieprawidłowych plemników u szczurów leczonych leptyną może być spowodowany bezpośrednim wpływem leptyny na komórki spermatogenne i komórki Sertoliego w jądrze. Indukowane nieprawidłowości plemników wskazują na mutację punktową w komórkach zarodkowych, która może wywołać zmiany strukturalne w organellach komórkowych zaangażowanych w tworzenie główki i ogonka, prowadząc do nieprawidłowości w morfologii plemników (Narayana *et al.* , 2002). Stres oksydacyjny również może odgrywać kluczową rolę w indukcji nieprawidłowych plemników, powodując denaturację i fragmentację DNA plemników, co prowadzi do nieprawidłowej produkcji spermy (Agarwal i in., 2005). Jednakże nie stwierdzono, czy podawanie leptyny i jej interakcja z receptorami w jądrze zwiększa stres oksydacyjny. Dalsze badania nad wpływem leptyny na markery stresu oksydacyjnego mogą być przeprowadzone w celu stwierdzenia obecności stresu oksydacyjnego w jądrach i czy może on wpływać na tworzenie się lub morfologię plemników. Niemniej jednak interesujące jest to, że egzogenna leptyna podawana normalnym szczurom zmniejsza liczbę plemników, jednocześnie zwiększając odsetek plemników nieprawidłowych.

ROZDZIAŁ PIĄTY PODSUMOWANIE I WNIOSKI

Podsumowując, codzienne dootrzewnowe podawanie 5, 10 lub 30 pg leptyny przez 7, 15 lub 42 dni w tym badaniu nie wpłynęło znacząco na masę ciała szczurów, z wyjątkiem tych szczurów, którym podano 5 pg leptyny w 42-dniowej grupie badawczej, gdzie masa ciała była konsekwentnie niższa niż w grupie kontrolnej od około 21 dnia badania. Wpływ leptyny na masę ciała, w 42-dniowej grupie, której podawano 5 pg leptyny, stał się znacząco widoczny dopiero po około 21 dniach podawania leptyny. Podawanie tych trzech różnych dawek przez 7 lub 15 dni nie spowodowało żadnych znaczących różnic w masie ciała pomiędzy różnymi grupami.

Spożycie pokarmu u szczurów, którym podawano leptynę przez 7 lub 15 dni, również nie różniło się istotnie od spożycia w grupie kontrolnej. W grupie 42-dniowej, jednakże, ogólne wrażenie jest takie, że spożycie pokarmu jest zmniejszone, szczególnie u szczurów, którym podano 10 i 30 pg leptyny. Podobnie jak w przypadku spożycia pokarmu, nie zaobserwowano znaczących różnic w spożyciu wody pomiędzy szczurami kontrolnymi a szczurami, którym podawano leptynę przez 7 lub 15 dni. Pobór wody w grupie 42-dniowej wydaje się być jednak równoległy do poboru pokarmu. Ogólnie rzecz biorąc, dootrzewnowe podawanie leptyny w dawkach 5, 10 lub 30 pg dziennie przez 7 do 15 dni nie wydaje się wpływać na spożycie pokarmu lub wody u szczurów. Jednak dootrzewnowe podawanie leptyny w dawkach 5, 10 i 30 pg przez 42 dni wydaje się zmniejszać zarówno spożycie pokarmu, jak i wody, szczególnie gdy podawana jest w dawkach 10 i 30 pg na dobę. Możliwe jest, że wpływ leptyny na pobieranie pokarmu i wody w tych dawkach staje się widoczny dopiero po długim czasie podawania.

Podawanie egzogennej leptyny nie powodowało istotnych różnic w stężeniu leptyny pomiędzy poszczególnymi grupami, z wyjątkiem grupy 15-dniowej, gdzie średnie stężenie leptyny w surowicy szczurów, którym podawano 5 i 30 pg leptyny, było nieznacznie i istotnie niższe niż u ich dopasowanych wiekowo kontroli. Przyczyna nieco niższych poziomów leptyny u zwierząt leczonych leptyną nie jest jasna, szczególnie w sytuacji, gdy znaczna ilość leptyny jest wydzielana konstytutywnie.

Poziomy FSH i LH w surowicy były znacząco wyższe we wszystkich grupach leczonych leptyną w porównaniu z grupą kontrolną dobraną pod względem wieku. Można się tego spodziewać, ponieważ leptyna zwiększa uwalnianie GnRH z podwzgórza. Zwiększone wydzielanie GnRH zwiększyłoby wydzielanie FSH i w pewnym stopniu LH przez przysadkę. Chociaż poziom testosteronu w surowicy zwierząt leczonych leptyną był nieco niższy niż w grupach kontrolnych, różnica nie była statystycznie istotna, z wyjątkiem kontroli i szczurów, którym podawano 30 pg leptyny w grupie 15-dniowej. Wiadomo, że leptyna zmniejsza wydzielanie testosteronu, a brak efektu w tym badaniu może być związany z podawaną dawką leptyny.

Dootrzewnowe podawanie leptyny nie ujawniło żadnych znaczących różnic w średniej względnej masie jąder w różnych grupach, z wyjątkiem szczurów, którym podano 5 pg leptyny w grupie 42-dniowej, gdzie średnia względna masa jąder była nieco wyższa niż w dopasowanych wiekowo kontrolach. Wydaje się, że podawanie egzogennej leptyny w dawkach 5, 10 lub 30 pg dziennie przez 7, 15 lub 42 dni również nie spowodowało żadnych istotnych zmian w masie najądrza, gruczołu krokowego i pęcherzyków nasiennych.

Histologia kanalików nasiennych jądra wykazała, że STD była konsekwentnie niższa u szczurów leczonych leptyną w tym badaniu. Podobnie, SEH był również niższy u szczurów leczonych leptyną, szczególnie u tych z grupy 42-dniowej, w porównaniu do kontroli dopasowanych wiekowo. Przyczyna i znaczenie obniżonych STD i SEH, choć nie są wyraźnie widoczne, mogą jednak przyczyniać się do nieprawidłowego spermiogramu. W związku z tym, leczenie leptyną wiązało się z istotnie niższą liczbą plemników we wszystkich grupach leczonych leptyną w porównaniu do normalnych kontroli dobranych pod względem wieku. Odsetek nieprawidłowych plemników u zwierząt leczonych leptyną wydaje się być również nieco wyższy w porównaniu z ich dopasowanymi wiekowo kontrolami, szczególnie w 42-dniowej grupie szczurów, którym podawano 30 pg leptyny dziennie.

Podsumowując, wyniki tego badania wydają się sugerować, że podawanie egzogennej leptyny dorosłym szczurom Sprague Dawley wiąże się ze zmianą funkcji jąder, gdzie leptyna istotnie zmniejsza liczbę plemników i zwiększa frakcję plemników o nieprawidłowej morfologii. Brak wpływu na masę ciała, spożycie pokarmu i wody oraz testosteron, a pozytywny wpływ na FSH i LH wydaje się sugerować, że wpływ leptyny na liczbę plemników i morfologię jest najprawdopodobniej pośredniczony poprzez bezpośredni wpływ leptyny na jądra, a nie poprzez oś podwzgórze-przysadka. Wykazanie wpływu leptyny na liczebność i morfologię plemników wydaje się sugerować rolę tego hormonu w przypadkach niepłodności związanej z otyłością i wydaje się, że istnieje wyraźna potrzeba przeprowadzenia szerszych badań w celu wyjaśnienia dokładnej roli tego hormonu w niepłodności związanej z otyłością zarówno u mężczyzn, jak i u kobiet. Wydaje się, że chociaż wymóg leptyny dla osiągnięcia dojrzałości płciowej jest niezbędny, to jej nadmiar może mieć negatywny wpływ na płodność.

BIBLIOGRAFIA

Agarwal, A., Prabakaran, S. A. & Said, T. M. (2005). Prevention of oxidative stress injury to spermy. *J Androl,* **26**(6), 654-60.

Ahima, R. S. & Hileman, S. M. (2000). Postnatalna regulacja ekspresji neuropeptydów podwzgórza przez leptynę: implikacje dla równowagi energetycznej i regulacji masy ciała. *Regul Pept,* **92**(1-3), 1-7.

Ahima, R. S. & Osei, S. Y. (2004). Leptin signaling. *Physiol Behav,* **81**(2), 223-41.

Ahima, R. S., Dushay, J., Flier, S. N., Prabakaran, D. & Flier, J. S. (1997). Leptin accelerates the onset of puberty in normal female mice. *J Clin Invest,* **99**(3), 391-5.

Ahima, R. S., Prabakaran, D., Mantzoros, C., Qu, D., Lowell, B., Maratos-Flier, E. & Flier, J. S. (1996). Role of leptin in the neuroendocrine response to fasting. *Nature,* **382**(6588), 250-2.

Ahima, R. S., Saper, C. B., Flier, J. S. & Elmquist, J. K. (2000). Regulacja leptyny w układach neuroendokrynnych. *Front Neuroendocrinol,* **21**(3), 263-307.

Akhter, N., Johnson, B. W., Crane, C., Iruthayanathan, M., Zhou, Y. H., Kudo, A. & Childs, G. V. (2007). Anterior pituitary leptin expression changes in different reproductive states: in vitro stimulation by gonadotropin-releasing hormone. *J Histochem Cytochem,* **55**(2), 151-66.

Al-Modhefer, A. K., Atherton, J. C., Garland, H. O., Singh, H. J. & Walker, J. (1986). Funkcja nerek u szczurów z corticomedullary nefrokalcinosis: skutki zmian w diecie wapnia i magnezu. *J Physiol,* **380**:405-14.

Ambati S, Kim H, yang J, Lin J, Della-Fera MA, Baile CA. (2007) Effects of leptin on apoptosis and adipogenesis in 3T3-L1 adipocytes. *Biochem Pharmacol* 73:378-384

Amling, C. L. (2005). Związek między otyłością a rakiem prostaty. *Curr Opin Urol,* **15**(3), 16771.

Ang KK, McKitrick DJ, Phillips PA, Arnolda LF (2001). Time of day and access tofood alter water intake in rats after water deprivation. *Clin Exp Pharmacol Physiol* **28**(9):764-767

Aquila, S., Gentile, M., Middea, E., Catalano, S., Morelli, C., Pezzi, V. & Ando, S. (2005). Leptin secretion by human ejaculated spermatozoa. *J Clin Endocrinol Metab,* **90**(8), 4753-61.

Armagan A., Efkan Uz, Yilmaz HR., Soyupek S., Oksay T., Ozcelik N. (2006) Effects of melatonin on lipid peroxidation and antioxidant enzymes in streptozotocin-induced diabetic rats testis *Asian J Androl*, **8**(5):595-600.

Bado, A., Levasseur, S., Attoub, S., Kermorgant, S., Laigneau, J. P., Bortoluzzi, M. N., Moizo, L., Lehy, T., Guerre-Millo, M., Le Marchand-Brustel, Y. & Lewin, M. J. (1998). Żołądek jest źródłem leptyny. *Nature,* **394**(6695), 790-3.

Barash, I. A., Cheung, C. C., Weigle, D. S., Ren, H., Kabigting, E. B., Kuijper, J. L., Clifton, D. K. & Steiner, R. A. (1996). Leptyna jest metabolicznym sygnałem dla układu rozrodczego. *Endocrinology,* **137**(7), 3144-7.

Baskin, D. G., Schwartz, M. W., Seeley, R. J., Woods, S. C., Porte, D., Jr., Breininger, J. F., Jonak, Z., Schaefer, J., Krouse, M., Burghardt, C., Campfield, L. A., Burn, P. & Kochan, J. P. (1999). Leptin receptor long-form splice-variant protein expression in neuron cell bodies of the brain and -colocalization with neuropeptide Y mRNA in the arcuate nucleus. *J Histochem Cytochem,* **47**(3), 35362.

Bates, S. H., Stearns, W. H., Dundon, T. A., Schubert, M., Tso, A. W., Wang, Y., Banks, A. S., Lavery, H. J., Haq, A. K., Maratos-Flier, E., Neel, B. G., Schwartz, M. W. & Myers, M. G., Jr. (2003). Sygnalizacja STAT3 jest wymagana do regulacji leptyny w zakresie równowagi energetycznej, ale nie reprodukcji. *Nature,* **421**(6925), 856-9.

Beales ILP i Ogunwobi OO (2007). Leptin sunergistically enhances the anti-apoptotic and growthpromoting effects of acid in OE33 oesophageal adenocarcinoma cells in culture. *Mol Cell Endocrinol* 274,60-68.

Beck, B., Burlet, A., Nicolas, J. P. & Burlet, C. (1993). Galanina w podwzgórzu karmionych i poszczonych chudych i otyłych szczurów Zucker. *Brain Res,* **623**(1), 124-30.

Behre, H. M., Simoni, M. & Nieschlag, E. (1997). Strong association between serum levels of leptin and testosterone in men. *Clin Endocrinol (Oxf),* **47**(2), 237-40.

Bernardis, L. L. & Bellinger, L. L. (1998). The dorsomedial hypothalamic nucleus revisited: 1998 update. *Proc Soc Exp Biol Med,* **218**(4), 284-306.

Bhat, G K., Sea, T. L., Olatinwo, M. O., Simorangkir, D., Ford, G. D., Ford, B. D. & Mann, D. R. (2006). Influence of a leptin deficiency on testicular morphology, germ cell apoptosis, and expression levels of apoptosis-related genes in the mouse. *J Androl,* **27**(2), 302-10.

Bjorbaek, C., Elmquist, J. K., Michl, P., Ahima, R. S., van Bueren, A., McCall, A. L. & Flier, J. S. (1998). Expression of leptin receptor isoforms in rat brain microvessels. *Endocrinology,* **139**(8), 348591.

Blache, D., Celi, P., Blackberrv, M. A., Dynes, R. A. & Martin, G. B. (2000). Decrease in voluntary feed intake and pulsatile luteinizing hormone secretion after intracerebroventricular infusion of recombinant bovine leptin in mature male sheep. *Reprod Fertil Dev,* **12**(7-8), 373-81.

Blevins, J. E., Schwartz, M. W. & Baskin, D. G. (2002). Peptide signals regulating food intake and energy homeostasis. *Can J Physiol Pharmacol,* **80**(5), 396-406.

Bottcher, H. & Furst, P. (1997). Zmniejszona termogeneza białych komórek tłuszczowych u osób otyłych. *Int J Obes Relat Metab Disord,* **21**(6), 439-44.

Brabant, G., Horn, R., von zur Muhlen, A., Mayr, B., Wurster, U., Heidenreich, F., Schnabel, D., Gruters-Kieslich, A., Zimmermann-Belsing, T. & Feldt-Rasmussen, U. (2000). Free and protein bound leptin are distinct and independently controlled factors in energy regulation. *Diabetologia,* **43**(4), 43842.

Bradley, R. L., Cleveland, K. A. & Cheatham, B. (2001). The adipocyte as a secretory organ: mechanisms of vesicle transport and secretory pathways. *Recent Prog Horm Res,* **56329-58**.

Bray, G. A. & York, D. A. (1979). Podwzgórza i genetyczne otyłości u zwierząt doświadczalnych: autonomiczne i endcorine hipotezy. *Physiol Rev,* **59719-809**.

Bray, G. A. (1991). Otyłość, zaburzenie podziału składników odżywczych: hipoteza Mona Lisa. *J Nutr,* **1211146-1162**.

Buschemeyer, W. C., 3rd & Freedland, S. J. (2007). Otyłość i rak gruczołu krokowego: epidemiologia i implikacje kliniczne. *Eur Urol,* **52**(2), 331-43.

Camina, J. P., Lage, M., Menendez, C., Grana, M., Garcia-Devesa, J., Dieguez, C. & Casanueva, F. F. (2002). Evidence of free leptin in human seminal plasma. *Endocrine,* **17**(3), 169-74.

Campfield, L. A., Smith, F. J., Guisez, Y., Devos, R. & Burn, P. (1995). Rekombinowane białko OB myszy: dowód na peryferyjny sygnał łączący otyłość i centralnych sieci neuronowych. *Science,* **269**(5223), 546-9.

Caprio, M., Isidori, A. M., Carta, A. R., Moretti, C., Dufau, M. L. & Fabbri, A. (1999). Expression of functional leptin receptors in rodent Leydig cells. *Endocrinology,* **140**(11), 4939-47.

Caro, J. F., Kolaczynski, J. W., Nyce, M. R., Ohannesian, J. P., Opentanova, I., Goldman, W. H., Lynn, R. B., Zhang, P. L., Sinha, M. K. & Considine, R. V. (1996). Decreased cerebrospinal-płyn/serum leptyny stosunek w otyłości: możliwy mechanizm oporności leptyny. *Lancet,* **348**(9021), 15961.

Carraro, R. & Ruiz-Torres, A. (2006). Relationship of serum leptin concentration with age, gender, and biomedical parameters in healthy, non-obese subjects. *Arch Gerontol Geriatr,* **43**(3), 301-12.

Casabiell, X., Pineiro, V., Peino, R., Lage, M., Camina, J., Gallego, R., Vallejo, L. G., Dieguez, C. & Casanueva, F. F. (1998). Gender differences in both spontaneous and stimulated leptin secretion by human omental adipose tissue in vitro: dexamethasone and estradiol stimulate leptin release in women, but not in men. *J Clin Endocrinol Metab,* **83**(6), 2149-55.

Casanueva, F. F. & Dieguez, C. (1999). Neuroendokrynna regulacja i działania leptyny. *Front Neuroendocrinol,* **20**(4), 317-63.

Chan, J. L. & Mantzoros, C. S. (2001). Leptyna i podwzgórzowo-przysadkowa regulacja osi gonadotropinowo-gonadalnej. *Pituitary,* **4**(1-2), 87-92.

Chandra, A. K., Chatterjee, A., Ghosh, R., Sarkar, M. & Chaube, S. K. (2007). Chromium induced testicular impairment in relation to adrenocortical activities in adult albino rats. *Reprod Toxicol.*

Chehab, F. F., Lim, M. E. & Lu, R. (1996). Correction of the sterility defect in homozygous obese female mice by treatment with the human recombinant leptin. *Nat Genet,* **12**(3), 318-20.

Chen, G., Koyama, K., Yuan, X., Lee, Y., Zhou, Y. T., O'Doherty, R., Newgard, C. B. & Unger, R. H. (1996). Zanik tkanki tłuszczowej u normalnych szczurów wywołany terapią genową leptyny z udziałem adenowirusa. *Proc Natl Acad Sci U S A,* **93**(25), 14795-9.

Chitra, K. C., Latchoumycandane, C. & Mathur, P. P. (2003). Indukcja stresu oksydacyjnego przez bisfenol A w nasieniu najądrza szczurów. *Toxicology,* **185**(1-2), 119-27.

Cinti, S., Frederich, R. C., Zingaretti, M. C., De Matteis, R., Flier, J. S. & Lowell, B. B. (1997). Immunohistochemical localization of leptin and uncoupling protein in white and brown adipose tissue. *Endocrinology,* **138**(2), 797-804.

Cinti, S., Matteis, R. D., Pico, C., Ceresi, E., Obrador, A., Maffeis, C., Oliver, J. & Palou, A. (2000). Secretory granules of endocrine and chief cells of human stomach mucosa contain leptin. *Int J Obes Relat Metab Disord,* **24**(6), 789-93.

Cioffi, J. A., Van Blerkom, J., Antczak, M., Shafer, A., Wittmer, S. & Snodgrass, H. R. (1997). The expression of leptin and its receptors in pre-ovulatory human follicles. *Mol Hum Reprod,* **3**(6), 467-72.

Clark, M. G., Williams, C. H., Pfeifer, W. F., Bloxham, D. P., Holland, P. C., Taylor, C. A. & Lardy, H. A. (1973). Letter: Accelerated substrate cycling of fructose-6-phosphate in the muscle of malignant hyperthermic pigs. *Nature,* **245**(5420), 99-101.

Clayton, P. E. & Trueman, J. A. (2000). Leptyna i dojrzewanie. *Arch Dis Child,* **83**(1), 1-4.

Coleman, D. (1978). Obese and diabetes: two mutant genes causing diabetes-obesity syndromes in mice. *Diabetologia,* **14141-148**.

Coleman, D. L. & Hummel, K. P. (1969). Effects of parabiosis of normal with genetically diabetic mice. *Am J Physiol,* **2171298-1304**.

Coleman, D.L. (1973). Effects of parabiosis of obese mice with diabetes, and normal mice. *Diabeologia,* 9:294- 8.

Considine, R. V., Considine, E. L. & William, C. J. (1995). Evidence against either a premature stop codon or the absence of obese gene mRNA in human obesity. *J Clin Invest,* **952986-2988**.

Considine, R. V., Sinha, M. K., Heiman, M. L., Kriauciunas, A., Stephens, T. W., Nyce, M. R., Ohannesian, J. P., Marco, C. C., McKee, L. J., Bauer, T. L. & et al. (1996). Serum immunoreactive-leptin concentrations in normal-weight and obese humans. *N Engl J Med,* **334**(5), 292-5.

Cowley, M. A., Smart, J. L., Rubinstein, M., Cerdan, M. G., Diano, S., Horvath, T. L., Cone, R. D. &

Low, M. J. (2001). Leptyna aktywuje anoreksygenne neurony POMC poprzez sieć neuronalną w jądrze łukowatym. *Nature,* **411**(6836), 480-4.

Cumin, F., Baum, H. P. & Levens, N. (1996). Leptin jest usuwana z krążenia głównie przez nerki. *Int J Obes Relat Metab Disord,* **20**(12), 1120-6.

De Vos, P., Saladin, R., Auwerx, J. & Staels, B. (1995). Indukcja ekspresji genu ob przez kortykosteroidy towarzyszy utrata masy ciała i zmniejszone spożycie żywności. *J Biol Chem,* **270**(27), 15958-61.

Dearth, R. K., Hiney, J. K. & Dees, W. L. (2000). Leptin acts centrally to induce the prepubertal secretion of luteinizing hormone in the female rat. *Peptides,* **21**(3), 387-92.

Eikelis, N., Wiesner, G., Lambert, G. & Esler, M. (2007). Brain leptin resistance in human obesity revisited. *Regulatory Peptides,* **13945-51**.

Ekwall, H., Jansson, A., Sjoberg, P. & Ploen, L. (1984). Differentiation of the rat testis between 20 and 120 days of age. *Arch Androl,* **13**(1), 27-36.

El-Hefnawy, T., Ioffe, S. & Dym, M. (2000). Expression of the leptin receptor during germ cell development in the mouse testis. *Endocrinology,* **141**(7), 2624-30.

Elmquist, J. K., Bjorbaek, C., Ahima, R. S., Flier, J. S. & Saper, C. B. (1998). Distributions of leptin receptor mRNA isoforms in the rat brain. *J Comp Neurol,* **395**(4), 535-47.

Elmquist, J. K., Elias, C. F. & Saper, C. B. (1999). From lesions to leptin: hypothalamic control of food intake and body weight. *Neuron,* **22**(2), 221-32.

English, P. J. & Wilding, J. P. (2006). Fizjologia stosowana: The control of weight. *Current Paediatrics,* 16439-446.

Erickson, J. C., Hollopeter, G. & Palmiter, R. D. (1996). Attenuation of the obesity syndrome of ob/ob mice by the loss of neuropeptide Y. *Science,* **274**(5293), 1704-7.

Farooqi, I. S., Keogh, J. M., Kamath, S., Jones, S., Gibson, W. T., Trussell, R., Jebb, S. A., Lip, G. Y. & O'Rahilly, S. (2001). Partial leptin deficiency and human adiposity. *Nature,* **414**(6859), 34-5.

Fernandes, G. S., Arena, A. C., Fernandez, C. D., Mercadante, A., Barbisan, L. F. & Kempinas, W. G. (2007). Reproductive effects in male rats exposed to diuron. *Reprod Toxicol,* **23**(1), 106-12.

Finn P, Cunningham M, pau K, Spies H, Clifton D, Steiner R. (1998). The stimulatory effect of leptin on the neuroendocrine reproductive axis of the monkey. *Endocrinology* 139:4652-4662.

Flier, J. S. & Maratos-Flier, E. (1998). Obesity and the hypothalamus: novel peptides for new pathways. *Cell,* **92**(4), 437-40.

Franca LR., Suescun MO, Miranda JR, Giovambattista, Perello M, Spinedi E, Calandra RS. (2006) Testis structure and function in a non-genetic hyperadipose rat model at prepubertal and adult ages. *Endocrinology* **147**(3): 1556-1563.

Frederich, R. C., Hamann, A., Anderson, S., Lollmann, B., Lowell, B. B. & Flier, J. S. (1995). Poziomy leptyny odzwierciedlają zawartość lipidów w organizmie u myszy: dowód na wywołaną dietą odporność na działanie leptyny. *Nat Med,* **1**(12), 1311-4.

Freedland, S. J. & Platz, E. A. (2007). Obesity and prostate cancer: making sense out of apparently conflicting data. *Epidemiol Rev,* **2988-97**.

Friedman, J. M. & Halaas, J. L. (1998). Leptyna i regulacja masy ciała u ssaków. *Nature,* **395**(6704), 763-70.

Friedman, J., Leibel, R. L., Siegel, D. A., Walsh, J. & Bahary, N. (1991). Molecular mapping of the mouse *ob* mutation. *Genomics,* **111054-1062**.

Frisch, R. E. (1980). Pubertal tkanki tłuszczowej: czy jest to konieczne dla normalnego dojrzewania płciowego? Evidence from the rat and human female. *Fed Proc,* **39**(7), 2395-400.

Funahashi, H., Takenoya, F., Guan, J. L., Kageyama, H., Yada, T. & Shioda, S. (2003). Hypothalamic sieci neuronalnych i peptydów związanych z karmieniem zaangażowanych w regulacji karmienia. *Anat Sci Int,* **78**(3), 123-38.

Garcia-Mayor, R. V., Andrade, M. A., Rios, M., Lage, M., Dieguez, C. & Casanueva, F. F. (1997). Poziom leptyny w surowicy u normalnych dzieci: związek z wiekiem, płcią, wskaźnikiem masy ciała, hormonami przysadkowo-gonadalnymi i fazą dojrzewania. *J Clin Endocrinol Metab,* **82**(9), 2849-55.

Gasco, M., Aguilar, J. & Gonzales, G. F. (2007). Effect of chronic treatment with three varieties of Lepidium meyenii (Maca) on reproductive parameters and DNA quantification in adult male rats. *Andrologia,* **39**(4), 151-8.

Gasco, M., Villegas, L., Yucra, S., Rubio, J. & Gonzales, G. F. (2007a). Efekt dawka-odpowiedź Red Maca (Lepidium meyenii) na łagodnego przerostu gruczołu krokowego wywołane przez enanthate testosteronu. *Phytomedicine,* **14**(7-8), 460-4.

Gaytan, F., Lucena, M. C., Munoz, E. & Paniagua, R. (1986). Morphometric aspects of rat testis development. *J Anat,* **145155-9**.

Gazi, E., Gardner, P., Lockyer, N. P., Hart, C. A., Brown, M. D. & Clarke, N. W. (2007). Direct evidence of lipid translocation between adipocytes and prostate cancer cells with imaging FTIR microspectroscopy. *J Lipid Res,* **48**(8), 1846-56.

Ge, H., Huang, L., Pourbahrami, T. & Li, C. (2002). Generation of soluble leptin receptor by ectodomain shedding of membrane-spanning receptors in vitro and in vivo. *J Biol Chem,* **277**(48), 45898-903.

Ghosh, D., Das Sarkar, S., Maiti, R., Jana, D. & Das, U. B. (2002). Testicular toxicity in sodium fluoride treated rats: association with oxidative stress. *Reprod Toxicol,* **16**(4), 385-90.

Gillette-Bellingham, K., Bellingham, W. P. & Storlien, L. H. (1986). Effects of scheduled food and water deprivation on food intake, water intake and body weight of cage-adaptted and cage-naive rats. *Appetite,* **7**(1), 19-39.

Glander, H-J., Lammert, A., Paasch, U., Glasow, A. & Kratzsch, J. (2002). Leptin exists in tubuli seminiferi and in seminal plasma. *Andrologica* **34**, 227-233.

Golden, P. L., Maccagnan, T. J. & Pardridge, W. M. (1997). Human blood-brain barrier leptin receptor. Binding and endocytosis in isolated human brain microvessels. *J Clin Invest,* **99**(1), 14-8.

Gong, D. W., Bi, S., Pratley, R. E. & Weintraub, B. D. (1996). Genomic structure and promoter analysis of the human obese gene. *J Biol Chem,* **271**(8), 3971-4.

Gonzalez, L. C., Pinilla, L., Tena-Sempere, M. & Aguilar, E. (1999). Leptin(116-130) stymuluje wydzielanie prolaktyny i hormonu luteinizującego u poszczących dorosłych samców szczurów.

Neuroendocrinology, **70**(3), 21320.

Grill, H. J. & Kaplan, J. M. (2002). Oś neuroanatomiczna dla kontroli równowagi energetycznej. *Front Neuroendocrinol,* **23**(1), 2-40.

Gruaz, N. M., Pierroz, D. D., Rohner-Jeanrenaud, F., Sizonenko, P. C. & Aubert, M. L. (1993). Evidence that neuropeptide Y could represent a neuroendocrine inhibitor of sexual maturation in unfavorable metabolic conditions in the rat. *Endocrinology,* **133**(4), 1891-4.

Hakansson M, Brown H, Ghilardi N, Skoda R, Meister B (1998). Leptin receptor immunoreactivity in chemically defined target neurons of the hypothalamus. *J Neurosci,* **18**:559-572.

Hamilton, B. S., Paglia, D., Kwan, A. Y. & Deitel, M. (1995). Increased obese mRNA expression in omental fat cells from massively obese humans. *Nat Med,* **1**(9), 953-6.

Hamrick MW, Della-Fera, MA, Choi YH, Hartzell D, Pennington C, Baile CA. (2007) Injections of leptininto rat ventromedial hypothalamus increase adipocyte apoptosis in peripheralfat and in bone marrow. *Cell Tissue Res.* **327**:133-141.

Hanafy S., Halawa FA., Mostafa T., Mikhael NW., Khalil KT. (2007) Serum leptin correlates in in infertile oligozoospermic males. *Andrologica* **39**:177-180.

Hassink, S. G., Sheslow, D. V., de Lancey, E., Opentanova, I., Considine, R. V. & Caro, J. F. (1996). Serum leptin in children with obesity: relationship to gender and development. *Pediatrics,* **98**(2 Pt 1), 201-3.

Hausberger, F. X. (1959). Parabiosis i eksperymenty transplantacyjne u myszy dziedzicznie otyłych. *Anat Rec,* **130313**.

Henry B, Goding J, Tilbrook A, Dunshea FR, Clarke IJ (2001). Intracerebroventricular infuzji leptyny podnosi wydzielanie hormonu luteinizującego bez wpływu na spożycie żywności w długoterminowej żywności ograniczone owce, ale zwiększa hormonu wzrostu niezależnie od masy ciała. *J Endocrinol.* **168**:67-77.

Hervey, G. R. (1958). The effect of lesions in hypothalamus in parabiotic rats. *J Physiol,* **145336-352**.

Heymsfield SB, Greenberg AS, Fujioka K, Dixon RM, Kushner R, Hunt T, lubina JA, Patane J, Self B, Hunt P, Mccamish M. (1999). Recombinant leptin for weight loss in obese and lean adults: a randomised, controlled, dose-escalation trial. *JAMA*; **282**:1568-1575.

Himms-Hagen, J. (1989). Role of thermogenesis in the regulation of energy balance in relation to obesity. *Can J Physiol Pharmacol,* **67**(4), 394-401.

Hoda MR, Keely SJ, Bertelsen LS, Junger WG, Dharmasena D, Barrett KE. (2007). Leptin acts as a mitogenic and antiapoptotic factor for colonic cancer cells. *Br J Surg* **94**(3),346-354.

Hoggard, N., Mercer, J. G., Rayner, D. V., Moar, K., Trayhurn, P. & Williams, L. M. (1997). Localization of leptin receptor mRNA splice variants in murine peripheral tissues by RT-PCR and in situ hybridization. *Biochem Biophys Res Commun,* **232**(2), 383-7.

Houseknecht, K. L. & Portocarrero, C. P. (1998). Leptyna i jej receptory: regulatory homeostazy energetycznej całego ciała. *Domest Anim Endocrinol,* **15**(6), 457-75.

Houseknecht, K. L., Flier, S. N., Frevert, E. U., Frederich, R. C., Flier, J. S. & Kahn, B. B. (1996). Leptin secretion correlates with adipocytes size in genetic and dietary obesity. *Diabetes,* **4541**.

Houseknecht, K. L., Mantzoros, C. S., Kuliawat, R., Hadro, E., Flier, J. S. & Kahn, B. B. (1996a). Evidence for leptin binding to proteins in serum of rodents and humans: modulation with obesity. *Diabetes,* **45**(11), 1638-43.

Howard, J. K., Cave, B. J., Oksanen, L. J., Tzameli, I., Bjorbaek, C. & Flier, J. S. (2004). Zwiększona wrażliwość leptyny i tłumienia diety indukowanej otyłości u myszy z haploinsufficiency Socs3. *Nat Med,* **10**(7), 734-8.

Huang, L., Wang, Z. & Li, C. (2001). Modulation of circulating leptin levels by its soluble receptor. *J Biol Chem,* **276**(9), 6343-9.

Hube, F., Lietz, U., Igel, M., Jensen, P. B., Tornqvist, H., Joost, H. G. & Hauner, H. (1996). Difference in leptin mRNA levels between omental and subcutaneous abdominal adipose tissue from obese humans. *Horm Metab Res,* **28**(12), 690-3.

Hwa, J. J., Fawzi, A. B., Graziano, M. P., Ghibaudi, L., Williams, P., Van Heek, M., Davis, H., Rudinski, M., Sybertz, E. & Strader, C. D. (1997). Leptyna zwiększa wydatek energetyczny i selektywnie promuje metabolizm tłuszczu u myszy ob/ob. *Am J Physiol,* **272**(4 Pt 2), R1204-9.

Ingalls, A. M., Dickie, M. D. & Snell, G. D. (1950). Obese, nowa mutacja u myszy. *J Hered,* **41317-318**.

Isidori, A. M., Caprio, M., Strollo, F., Moretti, C., Frajese, G., Isidori, A. & Fabbri, A. (1999). Leptyna i androgeny w męskiej otyłości: dowód na wkład leptyny do obniżonych poziomów androgenów. *J Clin Endocrinol Metab,* **84**(10), 3673-80.

Isidori, A. M., Strollo, F., More, M., Caprio, M., Aversa, A., Moretti, C., Frajese, G., Riondino, G. & Fabbri, A. (2000). Leptyna i starzenie się: korelacja ze zmianami endokrynologicznymi w męskich i żeńskich zdrowych populacjach dorosłych o różnej masie ciała. *J Clin Endocrinol Metab,* **85**(5), 1954-62.

Isse, N., Ogawa, Y., Tamura, N., Masuzaki, H., Mori, K., Okazaki, T., Satoh, N., Shigemoto, M., Yoshimasa, Y., Nishi, S. & et al. (1995). Structural organization and chromosomal assignment of the human obese gene. *J Biol Chem,* **270**(46), 27728-33.

Jensen TK, Andersson AM, Jorgensen N, Andersen AG, Carlson E, Petersen JH, Skakkebaek NE. (2004). Body mass index in relation to semen quality and reproductive hormones among 1,558 Danish men. Fertil Steril. **82**(4), 863-870.

Jin L, Burguera BG, Couce ME, Scheithauer BW, Lamsan J, Eberhardt NL, Kulig E, Lloyd RV (1999) Leptin and leptin receptor expression in normal and neoplastic human pituitary: evidence of a regulatory role for leptin on pituitary cell proliferation. J Clin Endocrinol Metab, **94**, 2903-2911.

Jope, T., Lammert, A., Kratzsch, J., Paasch, U. & Glander, H. J. (2003). Leptin and leptin receptor in human seminal plasma and in human spermatozoa. *Int J Androl,* **26**(6), 335-41.

Keesey, R.E. & Hirvonen, M.D. (1997). Body weight set-points: determination and adjustment. *J Nutr,* **127**:S1875-83.

Kennedy, G. C. (1953). Rola tłuszczu depot w podwzgórzu kontroli spożycia żywności w szczura. *Proc Royal Soc,* **140578-592**.

Kieffer, T. J., Heller, R. S. & Habener, J. F. (1996). Leptin receptors expressed on pancreatic beta cells. *Biochem Biophys Res Commun,* **224**(2), 522-7.

Kiess, W., Blum, W. F. & Aubert, M. L. (1998). Leptyna, dojrzewanie i funkcje rozrodcze: wnioski z badań na zwierzętach i obserwacje u ludzi. *Eur J Endocrinol,* **138**(1), 26-9.

Kiess, W., Reich, A., Meyer, K., Glasow, A., Deutscher, J., Klammt, J., Yang, Y., Muller, G. & Kratzsch, J. (1999). A role for leptin in sexual maturation and puberty? *Horm Res,* **51 Suppl** 355-63.

Kinzig, K. P., Hargrave, S. L., Hyun, J. & Moran, T. H. (2007). Energy balance and hypothalamic effects of a high-protein/low-carbohydrate diet. *Physiol Behav,* **92**(3), 454-60.

Kus, I., Colakoglu, N., Ogeturk, M., Kus, M. A., Ozen, O. A. & Sarsilmaz, M. (2007). Effects of testosterone on leptin production in anterior pituitary cells of rats: an immunohistochemical study. *Arch Androl,* **53**(2), 79-82.

Lahlou, N., Issad, T., Lebouc, Y., Carel, J. C., Camoin, L., Roger, M. & Girard, J. (2002). Mutacje w ludzkich genach leptyny i receptora leptyny jako modele regulacji receptora leptyny w surowicy. *Diabetes,* **51**(6), 1980-5.

Lammert, A., Kiess, W., Bottner, A., Glasow, A. & Kratzsch, J. (2001). Soluble leptin receptor represents the main leptin binding activity in human blood. *Biochem Biophys Res Commun,* **283**(4), 982-8.

Lane, P. H. & Dickie, M. (1954). Fertile, obese male mice. *J Hered,* **4556-58**.

Latchoumycandane, C., Chitra, K. C. & Mathur, P. P. (2002). The effect of methoxychlor on the epididymal antioxidant system of adult rats. *Reprod Toxicol,* **16**(2), 161-72.

Laughlin, G. A. & Yen, S. S. (1997). Hypoleptinemia u kobiet sportowców: brak rytmu dobowego z amenorrhea. *J Clin Endocrinol Metab,* **82**(1), 318-21.

Lee, G. H., Proenca, R., Montez, J. M., Carroll, K. M., Darvishzadeh, J. G., Lee, J. I. & Friedman, J. M. (1996). Abnormal splicing of the leptin receptor in diabetic mice. *Nature,* **379**(6566), 632-5.

Legradi, G., Emerson, C. H., Ahima, R. S., Flier, J. S. & Lechan, R. M. (1997). Leptin prevents fasting-induced suppression of prothyrotropin-releasing hormone messenger ribonucleic acid in neurons of the hypothalamic paraventricular nucleus. *Endocrinology,* **138**(6), 2569-76.

Lerant, A., Kanyicska, B. & Freeman, M. E. (2001). Nuclear translocation of STAT5 and increased expression of Fos related antigens (FRAs) in hypothalamic dopaminergic neurons after prolactin administration. *Brain Res,* **904**(2), 259-69.

Levin, N., Nelson, C., Gurney, A., Vandlen, R. & de Sauvage, F. (1996). Zmniejszone spożycie żywności nie całkowicie konto dla redukcji tkanki tłuszczowej po ob infuzji białka. *Proc Natl Acad Sci U S A,* **93**(4), 1726-30.

Lida, M., Murakami, T. & Yamada, M. (1996). Hyperleptinemia in chronic renal failure. *Horm Metab Res,* **28724-727**.

Long, I., Rao, G. J. & Singh, H. J. (2004). wpływ nabumetonu na czynność nerek u przytomnych i znieczulonych szczurów. *Indian Journal of Pharmacology,* **36**(6), 363-368.

Lonnqvist, F., Arner, P., Nordfors, L. & Schalling, M. (1995). Overexpression of the obese (ob) gene in adipose tissue of human obese subjects. *Nat Med,* **1**(9), 950-3.

Lonnqvist, F., Wennlund, A. & Arner, P. (1997). Relationship between circulating leptin and peripheral fat distribution in obese subjects. *Int J Obes Relat Metab Disord,* **21**(4), 255-60.

Luukkaa, V., Pesonen, U., Huhtaniemi, I., Lehtonen, A., Tilvis, R., Tuomilehto, J., Koulu, M. & Huupponen, R. (1998). Inverse correlation between serum testosterone and leptin in men. *J Clin Endocrinol Metab,* **83**(9), 3243-6.

Lynn, R. B., Cao, G. Y., Considine, R. V., Hyde, T. M. & Caro, J. F. (1996). Autoradiographic localization of leptin binding in the choroid plexus of ob/ob and db/db mice. *Biochem Biophys Res Commun,* **219**(3), 884-9.

Maffei, M., Halaas, J., Ravussin, E., Pratley, R. E., Lee, G. H., Zhang, Y., Fei, H., Kim, S., Lallone, R., Ranganathan, S. & et al. (1995). Leptin levels in human and rodent: measurement of plasma leptin and ob RNA in obese and weight-reduced subjects. *Nat Med,* **1**(11), 1155-61.

Magni, P., Vettor, R., Pagano, C., Calcagno, A., Beretta, E., Messi, E., Zanisi, M., Martini, L. & Motta, M. (1999). Expression of a leptin receptor in immortalized gonadotropin-releasing hormone-secreting neurons. *Endocrinology,* **140**(4), 1581-5.

Malendowicz W, Rucinski M, Belloni AS, Ziolkowska A, Nussdoefer GG, Zbigniew K (2006)

Realtime PCR analysis of leptin and leptin receptor expression in the rat prostate, and effects of leptin on prostatic acid phosphatase release. *Int Journal of Molecular Medicine* **18**, 1097-1100.

Malendowicz W, Rucinski M, Macchi C, Spinazzi R, Ziolkowska A, Nussdoefer GG, Zbigniew K (2006a) Leptin and leptin receptors in the prostate and seminal vesicles of the adult rat. *Int J Mol Med* **18**, 615-618.

Manni, L., Di Fausto, V., Chaldakov, G. N. & Aloe, L. (2007). Mózg leptyna i czynnik wzrostu nerwów są różnie dotknięte przez stres u samców i samic myszy: możliwe neuroendokrynne i kardio-metaboliczne implikacje. *Neuroscience Letters,* **42639-44**.

Mantzoros, C. S., Flier, J. S. & Rogol, A. D. (1997). A longitudinal assessment of hormonal and physical alterations during normal puberty in boys. V. Rising leptin levels may signal the onset of puberty. *J Clin Endocrinol Metab,* **82**(4), 1066-70.

Maqsood, A. R., Trueman, J. A., Whatmore, A. J., Westwood, M., Price, D. A., Hall, C. M. & Clayton, P. E. (2007). The relationship between nocturnal urinary leptin and gonadotrophins as children progress towards puberty. *Horm Res,* **68**(5), 225-30.

Masuzaki, H., Ogawa, Y. & Isse, N. (1995). Ekspresja genów u ludzi otyłych. Adipocyte-specific expression and reginional differences in the adipose tissue. *Diabetes,* **44855-858**.

Masuzaki, H., Ogawa, Y., Hosoda, K., Kawada, T., Fushiki, T. & Nakao, K. (1995a). Zwiększona ekspresja genu otyłości w tkance tłuszczowej szczurów karmionych dietą wysokotłuszczową. *Biochem Biophys Res Commun,* **216**(1), 355-8.

Matkovic, V., Ilich, J. Z., Skugor, M., Badenhop, N. E., Goel, P., Clairmont, A., Klisovic, D., Nahhas, R. W. & Landoll, J. D. (1997). Leptin is inversely related to age at menarche in human females. *J Clin Endocrinol Metab,* **82**(10), 3239-45.

Mazaro, R. & Lamano-Carvalho, T. L. (2006). Prolonged deleterious effects of neonatal handling on reproductive parameters of pubertal male rats. *Reprod Fertil Dev,* **18**(4), 497-500.

McCann, S. M., Kimura, M., Walczewska, A., Karanth, S., Rettori, V. & Yu, W. H. (1998). Hypothalamic control of FSH and LH by FSH-RF, LHRH, cytokines, leptin and nitric oxide. *Neuroimmunomodulation,* **5**(3-4), 193-202.

McGinnis, M. Y., Lumia, A. R., Tetel, M. J., Molenda-Figueira, H. A. & Possidente, B. (2007). Effects of anabolic androgenic steroids on the development and expression of running wheel activity and circadian rhythms in male rats. *Physiol Behav,* **92**(5):1010-8.

McTavish KJ, Jimenez M, Walters KA, Spaliviero J, Groome NP, Themmen AP, Visser JA, Handelsman DJ, Allan CM (2007) Rising follicle-stimulating hormone levels with age accelerate female reproductive failure. *Endocrinology.* **148**(9):4432-9.

McVey, M. J., Cooke, G. M., Curran, I. H., Chan, H. M., Kubow, S., Lok, E. & Mehta, R. (2007). Effects of dietary fats and proteins on rat testicular steroidogenic enzymes and serum testosterone levels. *Food Chem Toxicol.*

Mendis-Handagama, S. M. & Ariyaratne, H. B. (2001). Differentiation of the adult Leydig cell population in the postnatal testis. *Biol Reprod,* **65**(3), 660-71.

Mix, H., Manns, M. P., Wagner, S., Widjaja, A. & Brabant, G. (1999). Expression of leptin and its receptor in the human stomach. *Gastroenterology,* **117**(2), 509.

Moschos, S., Chan, J. L. & Mantzoros, C. S. (2002). Leptyna i reprodukcja: przegląd. *Fertil Steril,* **77**(3), 433-44.

Mounzih, K., Lu, R. & Chehab, F. F. (1997). Leczenie leptyną ratuje bezpłodność genetycznie otyłych samców ob/ob. *Endocrinology,* **138**(3), 1190-3.

Mutze, J., Roth, J., Gerstberger, R. & Hubschle, T. (2007). Nuclear translocation of the transcription factor STAT5 in the rat brain after systemic leptin administration. *Neurosci Lett,* **417**(3), 286-91.

Myers, M. G., Jr. (2004). Leptin receptor signaling and the regulation of mammalian physiology. *Recent Prog Harm Res,* **59287-304**.

Nagatani, S., Guthikonda, P., Thompson, R. C., Tsukamura, H., Maeda, K. I. & Foster, D. L. (1998). Evidence for GnRH regulation by leptin: leptin administration prevents reduced pulsatile LH secretion during fasting. *Neuroendocrinology,* **67**(6), 370-6.

Narayana, K., D'Souza, U. J. & Rao, K. P. (2002). Effect of ribavirin on epididymal sperm count in rat. *Indian J Physiol Pharmacol,* **46**(1), 97-101.

Niswender, K. D., Baskin, D. G. & Schwartz, M. W. (2004). Insulina i jej ewoluujące partnerstwo z leptyną w podwzgórzowej kontroli homeostazy energetycznej. *Trends Endocrinol Metab,* **15**(8), 362-9.

Ogawa, Y., Masuzaki, H., Isse, N., Okazaki, T., Mori, K., Shigemoto, M., Satoh, N., Tamura, N., Hosoda, K., Yoshimasa, Y. & et al. (1995). Molecular cloning of rat obese cDNA and augmented gene expression in genetically obese Zucker fatty (fa/fa) rats. *J Clin Invest,* **96**(3), 1647-52.

Olatunji, B., I.I. & Sofola, O. A. (2001). Wpływ ciągłego światła i ciemności ekspozycji na osi przysadka-gonady i tarczycy axtivity u samców szczurów. *African J Biomed Res,* **4**(3), 119-122.

Ollmann, M. M., Wilson, B. D., Yang, Y. K., Kerns, J. A., Chen, Y., Gantz, I. & Barsh, G. S. (1997). Antagonizm centralnych receptorów melanokortyny in vitro i in vivo przez białko związane z agouti. *Science,* **278**(5335), 135-8.

Onuma M, Bub JD, Rummel TD, Iwamoto Y (2003). Prostate cancer cell-adipocyte interaction:leptin mediates androgen-independent prostate cancer cell proliferation through c-Jun Nh2-terminal kinase. J Biol Chem **278**:42660-42667.

Ormseth, O. A., Nicolson, M., Pelleymounter, M. A. & Boyer, B. B. (1996). Leptyna hamuje hiperfagię przedhibernacyjną i zmniejsza masę ciała u arktycznych wiewiórek ziemnych. *Am J Physiol,* **271**(6 Pt 2), R1775-9.

Orth, J. M., McGuinness, M. P., Qiu, J., Jester, W. F., Jr. & Li, L. H. (1998). Use of in vitro systems to study male germ cell development in neonatal rats. *Theriogenology,* **49**(2), 431-9.

Parent, A. S., Lebrethon, M. C., Gerard, A., Vandersmissen, E. & Bourguignon, J. P. (2000). Wpływ leptyny na pulsacyjne wydzielanie hormonu uwalniającego gonadotropinę z podwzgórza dorosłego szczura i interakcja z kokainą i amfetaminą regulowany peptyd transkryptu i neuropeptyd Y. *Regul Pept,* **92**(1-3), 17-24.

Platz, E. A., Leitzmann, M. F., Visvanathan, K., Rimm, E. B., Stampfer, M. J., Willett, W. C. & Giovannucci, E. (2006). Statin drugs and risk of advanced prostate cancer. *J Natl Cancer Inst,* **98**(24), 1819-25.

Popovic V, Damjanovic S, Dieguez C, Casaneuva FF, (2001) Leptyna a przysadka mózgowa. *Pituitary* **4**, 714.

Rao, B. S. (1997). Effect of schedule feeding on water intake and urine output in rats. *Indian J Physiol Pharmacol,* **41**(1), 35-41.

Ravussin, E. & Bogardus, C. (2000). Bilans energetyczny i regulacja wagi: genetyka kontra środowisko. *Br J Nutr,* **83 Suppl 1S17-20**.

Reidy, S. P. & Weber, J. (2000). Leptyna: istotny regulator metabolizmu lipidów. *Comp Biochem Physiol A Mol Integr Physiol,* **125**(3), 285-98.

Rizk, N. M., Joost, H. G. & Eckel, J. (2001). Increased hypothalamic expression of the p75 tumor necrosis factor receptor in New Zealand obese mice. *Horm Metab Res,* **33**(9), 520-4.

Roberts, K. P. & Zirkin, B. R. (1991). Androgen regulation of spermatogenesis in the rat. *Ann N Y Acad Sci,* **63790-106**.

Russell, L. D., Kershaw, M., Borg, K. E., El Shennawy, A., Rulli, S. S., Gates, R. J. & Calandra, R. S. (1998). Hormonalna regulacja spermatogenezy u szczura po hipofysektomii: FSH maintenance of cellular viability during pubertal spermatogenesis. *J Androl,* **19**(3), 308-19; dyskusja 341-2.

Saad, M. F., Damani, S., Gingerich, R. L., Riad-Gabriel, M. G., Khan, A., Boyadjian, R., Jinagouda, S. D., el-Tawil, K., Rude, R. K. & Kamdar, V. (1997). Sexual dimorphism in plasma leptin concentration. *J Clin Endocrinol Metab,* **82**(2), 579-84.

Scarpace, P. J., Matheny, M., Pollock, B. H. & Tumer, N. (1997). Leptyna zwiększa ekspresję białka sprzęgającego i wydatek energetyczny. *Am J Physiol,* **273**(1 Pt 1), E226-30.

Schrauwen, P., van Marken Lichtenbelt, W. D., Westerterp, K. R. & Saris, W. H. (1997). Effect of diet composition on leptin concentration in lean subjects. *Metabolism,* **46**(4), 420-4.

Schwartz, M. W., Peskind, E., Raskind, M., Boyko, E. J. & Porte, D., Jr. (1996). Cerebrospinal fluid leptin levels: relationship to plasma levels and to adiposity in humans. *Nat Med,* **2**(5), 589-93.

Schwartz, M. W., Woods, S. C., Porte, D., Jr., Seeley, R. J. & Baskin, D. G. (2000). Centralny układ nerwowy kontrola spożycia żywności. *Nature,* **404**(6778), 661-71.

Selmanoglua, G., Kogkayab, E. A., Akaya, M. T. & Kismetc, K. (2006). Subacute toxicity of celecoxib on thyroid and testis of rats: Hormonal and histopathological changes. *Reprod Toxicol,*

22(1), 85-89.

Selvakumar, E., Prahalathan, C., Sudharsan, P. T. & Varalakshmi, P. (2006). Chemoprotective effect of lipoic acid against cyclophosphamide-induced changes in the rat sperm. *Toxicology,* **217**(1), 71-8.

Senaris, R., Garcia-Caballero, T., Casabiell, X., Gallego, R., Castro, R., Considine, R. V., Dieguez, C. & Casanueva, F. F. (1997). Synthesis of leptin in human placenta. *Endocrinology,* **138**(10), 4501-4.

Sharma, K. & Considine, R. V. (1998). The Ob protein (leptin) and the kidney. *Kidney Int,* **53**(6), 14837.

Singh, H. J., Abu Bakar, A., Che Romli, A. & Nila, A. (2005). Raised leptin concentrations in fetoplacental tissues from women with preeclampsia. *Hypertens Pregnancy,* **24**(2), 191-9.

Sinha, M. K. & Caro, J. F. (1998). Clinical aspects of leptin. *Vitam Horm,* **541-30**.

Slieker, L. J., Sloop, K. W., Surface, P. L., Kriauciunas, A., LaQuier, F., Manetta, J., Bue-Valleskey, J. & Stephens, T. W. (1996). Regulation of expression of ob mRNA and protein by glucocorticoids and cAMP. *J Biol Chem,* **271**(10), 5301-4.

Smith-Kirwin, S. M., O'Connor, D. M., De Johnston, J., Lancey, E. D., Hassink, S. G. & Funanage, V. L. (1998). Leptin expression in human mammary epithelial cells and breast milk. *J Clin Endocrinol Metab,* **83**(5), 1810-3.

Somasunder P, Yu AK, Vona-Davis L, McFadden DW (2003) Differential effects of leptin on cancer in vitro. J Surg Res **113**:50-55.

Sonmez, M., Yuce, A. & Turk, G. (2007). The protective effects of melatonin and Vitamin E on antioxidant enzyme activities and epidididymal sperm characteristics of homocysteine treated male rats. *Reprod Toxicol,* **23**(2), 226-31.

Spicer, L. J. & Francisco, C. C. (1997). Produkt genu otyłości tłuszczowej, leptyna: dowód na bezpośrednią hamującą rolę w funkcji jajników. *Endocrinology,* **138**(8), 3374-9.

Stock, S. M., Sande, E. M. & Bremme, K. A. (1999). Leptin levels vary significantly during the menstrual cycle, pregnancy, and in vitro fertilization treatment: possible relation to estradiol. *Fertil Steril,* **72**(4), 657-62.

Strobel, A., Issad, T., Camoin, L., Ozata, M. & Strosberg, A. D. (1998). A leptin missense mutation associated with hypogonadism and morbid obesity. *Nat Genet,* **18**(3), 213-5.

Suryavathi, V., Sharma, S., Sharma, S., Saxena, P., Pandey, S., Grover, R., Kumar, S. & Sharma, K. P. (2005). Acute toxicity of textile dye wastewaters (untreated and treated) of Sanganer on male reproductive systems of albino rats and mice. *Reprod Toxicol,* **19**(4), 547-56.

Swerdloff, R. S., Peterson, M., Vera, A., Batt, R. A., Heber, D. & Bray, G. A. (1978). Oś podwzgórze-przysadka w genetycznie otyłych (ob/ob) myszy: odpowiedź na hormon uwalniający hormon luteinizujący. *Endocrinology,* **103**(2), 542-7.

Tank, J., Jordan, J., Diedrich, A., Schroeder, C., Furlan, R., Sharma, A. M., Luft, F. C. & Brabant, G. (2003). Bound leptin and sympathetic outflow in nonobese men. *J Clin Endocrinol Metab,* **88**(10), 4955-9.

Tartaglia, L. A., Dembski, M., Weng, X., Deng, N., Culpepper, J., Devos, R., Richards, G. J., Campfield, L. A., Clark, F. T., Deeds, J., Muir, C., Sanker, S., Moriarty, A., Moore, K. J., Smutko, J. S., Mays, G. G., Wool, E. A., Monroe, C. A. & Tepper, R. I. (1995). Identification and expression cloning of a leptin receptor, OB-R. *Cell,* **83**(7), 1263-71.

Tena-Sempere, M. & Barreiro, M. L. (2002). Leptyna w męskiej reprodukcji: paradygmat jądra. *Mol Cell Endocrinol,* **188**(1-2), 9-13.

Tena-Sempere, M., Manna, P. R., Zhang, F. P., Pinilla, L., Gonzalez, L. C., Dieguez, C., Huhtaniemi, I. & Aguilar, E. (2001). Molekularne mechanizmy działania leptyny w jądrze dorosłego szczura: potencjalne cele dla indukowanego leptyną hamowania steroidogenezy i wzór ekspresji kwasu rybonukleinowego receptora leptyny. *J Endocrinol,* **170**(2), 413-23.

Tena-Sempere, M., Pinilla, L., Zhang, F. P., Gonzalez, L. C., Huhtaniemi, I., Casanueva, F. F., Dieguez, C. & Aguilar, E. (2001a). Developmental and hormonal regulation of leptin receptor (Ob-R) messenger ribonucleic acid expression in rat testis. *Biol Reprod,* **64**(2), 634-43.

Tena-Sempere, M., Pinilla, L., Gonzalez, L. C., Dieguez, C., Casanueva, F. F. & Aguilar, E. (1999). Leptin inhibits testosterone secretion from adult rat testis in vitro. *J Endocrinol,* **161**(2), 211-8.

Tena-Sempere, M., Pinilla, L., Gonzalez, L. C., Navarro, J., Dieguez, C., Casanueva, F. F. & Aguilar, E. (2000). In vitro pituitary and testicular effects of the leptin-related synthetic peptide leptin(116-130) amide involve actions both similar to and distinct from those of the native leptin molecule in the adult rat. *Eur J Endocrinol,* **142**(4), 406-10.

Tezuka, M., Irahara, M., Ogura, K., Kiyokawa, M., Tamura, T., Matsuzaki, T., Yasui, T. & Aono, T. (2002). Effects of leptin on gonadotropin secretion in juvenile female rat pituitary cells. *Eur J Endocrinol,* **146**(2), 261-6.

Trayhurn, P., Hoggard, N., Mercer, J. G. & Rayner, D. V. (1998). Hormonalna i neuroendokrynna regulacja równowagi energetycznej - rola leptyny. *Arch Tierernahr,* **51**(2-3), 177-85.

Tritos, N. A. & Mantzoros, C. S. (1997). Leptyna: jej rola w otyłości i nie tylko. *Diabetologia,* **40**(12), 1371-9.

Ugwoke, C. C., Nwobodo, E. D., Unekwe, P., Odike, M., Chukwumai, S. T. & Amilo, G. (2005). The reproductive dysfunction effects of gasoline inhalation in albino rats. *Niger J Physiol Sci,* **20**(1-2), 547.

Urbanski HF. (2001) Leptyna a dojrzewanie płciowe. *Trends in Endocrinology and Metabolism.* **12**, 428-429.

van Dielen, F. M., van 't Veer, C., Buurman, W. A. & Greve, J. W. (2002). Leptin and soluble leptin receptor levels in obese and weight-losing individuals. *J Clin Endocrinol Metab,* **87**(4), 1708-16.

Venner, A. A., Lyon, M. E. & Doyle-Baker, P. K. (2006). Leptyna: A potential biomarker for childhood obesity? *Clin Biochem,* **39**(11), 1047-56.

Vidal S, Cohen SM, Horvath E, kovacs K, Scheithauer BW, Burguera BG, Lloyd RV (2000) Subcellular localization of leptin in non-tumorous and adenomatous human oituitaries: an immuno-ultrastructural study. J Histochem Cytochem. **48**,1147-1152.

Wang, J., Liu, R., Hawkins, M., Barzilai, N. & Rossetti, L. (1998). A nutrient-sensing szlak reguluje ekspresję genu leptyny w mięśniach i tłuszczu. *Nature,* **393**(6686), 684-8.

Wang, Z. W., Zhou, Y. T., Lee, Y., Higa, M., Kalra, S. P. & Unger, R. H. (1999). Hyperleptinemia depletes tłuszczu z denervated tkanki tłuszczowej. *Biochem Biophys Res Commun,* **260**(3), 653-7.

Watanabe H (2002). Leptin directly acts within the hypothalamus to stimulate gonadotropin-releasing hormone secretion *in vivo in* rats. *J Physiol.* **545**(1):255-268.

Watanobe, H. & Suda, T. (1999). A detailed study on the role of sex steroid milieu in determining plasma leptin concentrations in adult male and female rats. *Biochem Biophys Res Commun,* **259**(1), 56-9.

Wauters, M., Considine, R. V. & Van Gaal, L. F. (2000). Human leptin: from an adipocyte hormone to an endocrine mediator. *Eur J Endocrinol,* **143**(3), 293-311.

Wilding, J. P. (2002). Neuropeptydy i kontrola apetytu. *Diabet Med,* **19**(8), 619-27.

Wittert, G. A., Turnbull, H. & Hope, P. (2005). Exogenously administered leptin leads to weight loss and increased physical activity in the marsupial Sminthopsis crassicaudata. *Physiol Behav,* **85**(5), 613-20.

Woller, M., Tessmer, S., Neff, D., Nguema, A. A., Roo, B. V. & Waechter-Brulla, D. (2001). Leptin stimulates gonadotropin releasing hormone release release release from cultured intact hemihypothalami and enzymatically dispersed neurons. *Exp Biol Med (Maywood),* **226**(6), 591-6.

Woods, A. J. & Stock, M. J. (1996). Leptin activation in hypothalamus. *Nature,* **381**(6585), 745.

Yamashita, M., Zhang, X., Shiraishi, T., Uetsuki, H. & Kakehi, Y. (2003). Determination of percentage area density of epithelial and stromal components in development of prostatic hyperplasia in spontaneously hypertensive rats. *Urology,* **61**(2), 484-9.

Yono, M., Foster, H. E., Jr., Weiss, R. M. & Latifpour, J. (2006). Age related changes in the functional, biochemical and molecular properties of alpha1-adrenoceptors in the rat genitourinary tract. *J Urol,* **176**(3), 1214-9.

Yoshioka, K., Katoh, K., Hayashi, H., Mashiko, T. & Obara, Y. (2006). Doustne podawanie kwasu urydylowego zwiększa leptynę w osoczu, ale tłumi stężenie glukozy i nieestryfikowanych kwasów tłuszczowych u szczurów. *Life Sci,* **79**(6), 532-5.

Yu, W. H., Kimura, M., Walczewska, A., Karanth, S. & McCann, S. M. (1997). Role of leptin in hypothalamic-pituitary function. *Proc Natl Acad Sci U S A,* **94**(3), 1023-8.

Zamorano, P. L., Mahesh, V. B., De Sevilla, L. M., Chorich, L. P., Bhat, G. K. & Brann, D. W. (1997). Expression and localization of the leptin receptor in endocrine and neuroendocrine tissues of the rat. *Neuroendocrinology,* **65**(3), 223-8.

Zastrow, O., Seidel, B., Kiess, W., Thiery, J., Keller, E., Bottner, A. & Kratzsch, J. (2003). The soluble leptin receptor is crucial for leptin action: evidence from clinical and experimental data. *Int J Obes Relat Metab Disord,* **27**(12), 1472-8.

Zemunik, T., Peruzovic, M., Capkun, V., Zekan, L., Tomic, S. & Milkovic, K. (2003). Reproductive ability of pubertal male and female rats. *Braz J Med Biol Res,* **36**(7), 871-7.

Zhang, Y., Proenca, R., Maffei, M., Barone, M., Leopold, L. & Friedman, J. M. (1994). Positional cloning of the mouse obese gene and its human homologue. *Nature,* **372425-432**.

Zhang, X., Na, Y. & Guo, Y. (2004). Biologic feature of prostatic hyperplasia developed in spontaneously hypertensive rats. *Urology,* **63**(5), 983-8.

Zhou, D. X., Qiu, S. D., Zhang, J., Tian, H. & Wang, H. X. (2006). The protective effect of vitamin E against oxidative damage caused by formaldehyde in the testes of adult rats. *Asian J Androl,* **8**(5), 584-8.

* p<0,05, * ** p<0,01, *** p<0,001, porównanie pomiędzy kontrolą i 5 pg
Rysunek 3.3: Masa ciała u szczurów kontrolnych i leczonych leptyną podczas 42-dniowego okresu leczenia.

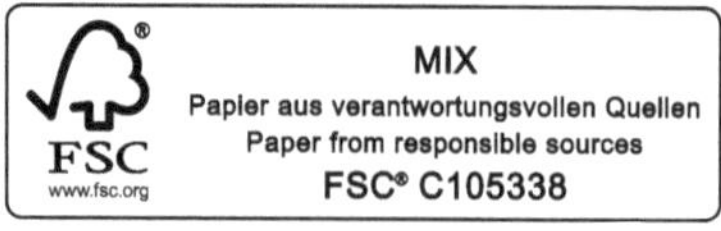

Printed by Books on Demand GmbH, Norderstedt / Germany